Indice

Artemis Saage

Vitamina D e Colecalciferolo: Guida Completa all'Integrazione di Vitamina D3

Tutto quello che devi sapere sulla vitamina D italiano: dosaggio, benefici per la salute, monitoraggio e sicurezza del colecalciferolo 10.000

178 Fonti
13 Foto / Grafica
13 Illustrazioni

Colophon

Saage Media GmbH
c/o SpinLab – The HHL Accelerator
Spinnereistraße 7
04179 Leipzig, Germany
E-Mail: contact@SaageMedia.com
Web: SaageMedia.com
Commercial Register: Local Court Leipzig, HRB 42755 (Handelsregister: Amtsgericht Leipzig, HRB 42755)
Managing Director: Rico Saage (Geschäftsführer)
VAT ID Number: DE369527893 (USt-IdNr.)

Editore: Saage Media GmbH
Pubblicazione: 12.2024
Design della copertina: Saage Media GmbH
ISBN Brossura: 978-3-384-45200-9
ISBN Ebook: 978-3-384-45201-6

Note legali / Avvisi

I link esterni e i riferimenti alle fonti elencati in questo libro sono stati verificati al momento della pubblicazione. L'autore non ha alcuna influenza sulla progettazione e sui contenuti attuali e futuri delle pagine collegate. Il fornitore del sito web collegato è l'unico responsabile per contenuti illegali, errati o incompleti e per danni derivanti dall'uso o dal mancato uso delle informazioni, non chi fa riferimento alla rispettiva pubblicazione tramite link. Tutte le fonti esterne utilizzate sono elencate nella bibliografia. Nonostante l'accurato controllo dei contenuti, non ci assumiamo alcuna responsabilità per i contenuti di fonti esterne. Gli operatori delle fonti citate sono gli unici responsabili del loro contenuto. Immagini e fonti di terzi sono contrassegnate come tali. La riproduzione, l'elaborazione, la distribuzione e qualsiasi tipo di sfruttamento al di fuori dei limiti del diritto d'autore richiedono il consenso scritto dell'autore o del creatore.

I riferimenti alle fonti e le citazioni contenuti in questo libro sono stati accuratamente ricercati e riprodotti nel loro significato essenziale. L'interpretazione e la presentazione dei contenuti citati riflettono il punto di vista dell'autore e non necessariamente coincidono con l'intenzione o l'opinione degli autori originali. Nel caso di citazioni concettuali, i messaggi chiave delle fonti originali sono stati incorporati nel contesto di quest'opera secondo scienza e coscienza, ma potrebbero differire dalle formulazioni e sfumature di significato originali a causa della trasposizione e semplificazione. Tutte le fonti utilizzate sono elencate completamente nella bibliografia e possono essere consultate nell'originale. La responsabilità dell'interpretazione e dell'inserimento contestuale dei contenuti citati è dell'autore di questo libro. Per questioni scientifiche e informazioni dettagliate, si raccomanda di consultare le fonti originali. L'autore si è sforzato di presentare argomenti scientifici complessi in modo comprensibile al pubblico generale. Non si possono escludere semplificazioni e generalizzazioni. Non si può garantire l'accuratezza tecnica e la completezza delle presentazioni semplificate. La riproduzione concettuale delle citazioni e delle conoscenze scientifiche avviene secondo scienza e coscienza nel rispetto del diritto di citazione ai sensi del § 51 della legge sul diritto d'autore. Nella semplificazione e trasposizione e, se necessario, traduzione di contenuti scientifici in un linguaggio comprensibile al pubblico generale, potrebbero perdersi sfumature di significato e dettagli tecnici. Per scopi accademici e per l'uso come riferimento scientifico, si raccomanda espressamente di fare riferimento alle fonti originali. La presentazione semplificata serve esclusivamente all'informazione divulgativa.

Le informazioni contenute in questo libro sulla supplementazione di vitamina D3 si basano su ricerche accurate e sullo stato attuale delle conoscenze al momento della stampa. Tuttavia, le scoperte scientifiche e le raccomandazioni relative al dosaggio della vitamina D3 possono cambiare continuamente. Le informazioni e le raccomandazioni sul dosaggio presentate non sostituiscono una consulenza medica individuale. Prima di iniziare una supplementazione ad alto dosaggio di vitamina D3, è fondamentale consultare un medico o un terapeuta qualificato e determinare il livello individuale di vitamina D. In particolare, l'assunzione di alte dosi di vitamina D3 può comportare effetti collaterali indesiderati. L'autore e l'editore non si assumono alcuna responsabilità per danni alla salute derivanti dall'applicazione autonoma delle raccomandazioni descritte. Le indicazioni sul dosaggio e le descrizioni degli effetti sono state redatte con la massima attenzione, tuttavia non si può garantire la loro correttezza e completezza. È particolarmente importante prestare attenzione in caso di patologie preesistenti, assunzione di farmaci o durante la gravidanza e l'allattamento. Tutti i marchi e i nomi di prodotto menzionati nel libro sono protetti da diritti di marchio, marchi o brevetti dei rispettivi proprietari. Le fonti scientifiche utilizzate sono elencate nell'appendice. Data dell'informazione: [data di stampa]

Questo libro è stato creato utilizzando l'intelligenza artificiale e altri strumenti. Tra l'altro, sono stati utilizzati strumenti per la ricerca e la generazione di illustrazioni decorative. Nonostante i controlli, non si possono escludere completamente gli errori. Vorremmo sottolineare che l'uso dell'IA serve come strumento di supporto per offrire ai nostri lettori un'esperienza di lettura di alta qualità e stimolante.

Questo libro è stato tradotto dal tedesco. Non si possono escludere completamente deviazioni dall'originale o errori di traduzione. Tutte le fonti citate nel libro sono disponibili in inglese. Non ci assumiamo alcuna responsabilità per eventuali imprecisioni o malintesi di contenuto derivanti dalla traduzione.

Cari lettori,

vi ringrazio di cuore per aver scelto questo libro. Con la vostra scelta mi avete dato non solo la vostra fiducia, ma anche parte del vostro prezioso tempo. Lo apprezzo molto.

Vitamina D3 - la chiave sottovalutata per un sistema immunitario forte e ossa sane. Le ultime ricerche mostrano: una grande parte della popolazione presenta livelli subottimali di vitamina D, con conseguenze significative per la salute e il benessere. Questo libro specialistico fornisce conoscenze aggiornate degli esperti sulla supplementazione mirata di vitamina D3 e sui suoi molteplici effetti sull'organismo. Imparerete come determinare il vostro fabbisogno personale di vitamina D, trovare il dosaggio corretto e integrare la supplementazione in modo sicuro nella vostra vita quotidiana. Dall'importanza per il sistema immunitario all'assorbimento ottimale - qui troverete risposte scientificamente fondate a tutte le domande importanti sulla fornitura di vitamina D3. Questo libro offre una guida pratica per l'uso sicuro ed efficace di vitamina D3 ad alta dose, basata su risultati di ricerca attuali. Comprendete il ruolo centrale della vitamina D3 per la vostra salute e imparate come migliorare in modo sostenibile il vostro benessere attraverso una supplementazione mirata.

Vi auguro ora una lettura stimolante e illuminante. Se avete suggerimenti, critiche o domande, apprezzo il vostro feedback. Solo attraverso uno scambio attivo con voi lettori le future edizioni e opere potranno diventare ancora migliori. Restate curiosi!

Artemis Saage
Saage Media GmbH

- support@saagemedia.com
- Spinnereistraße 7 - c/o SpinLab – The HHL Accelerator, 04179 Leipzig, Germany

Introduzione

Per offrirvi la migliore esperienza di lettura possibile, desideriamo familiarizzarvi con le caratteristiche principali di questo libro. I capitoli sono disposti in ordine logico, permettendovi di leggere il libro dall'inizio alla fine. Allo stesso tempo, ogni capitolo e sottocapitolo è stato concepito come un'unità indipendente, così potete anche leggere selettivamente sezioni specifiche di particolare interesse. Ogni capitolo si basa su un'accurata ricerca ed è corredato di riferimenti completi. Tutte le fonti sono direttamente collegate, permettendovi di approfondire l'argomento se interessati. Anche le immagini integrate nel testo includono appropriate citazioni delle fonti e collegamenti. Una panoramica completa di tutte le fonti e dei crediti delle immagini si trova nell'appendice collegata. Per trasmettere efficacemente le informazioni più importanti, ogni capitolo si conclude con un riassunto conciso. I termini tecnici sono sottolineati nel testo e spiegati in un glossario collegato posto direttamente sotto. Per un rapido accesso ai contenuti online aggiuntivi, puoi scansionare i codici QR con il tuo smartphone.

Materiali bonus aggiuntivi sul nostro sito web
Sul nostro sito web mettiamo a disposizione i seguenti materiali esclusivi:

- Contenuti bonus e capitoli aggiuntivi
- Un riepilogo complessivo compatto
- Un file PDF con tutti i riferimenti
- Ulteriori consigli di lettura

Il sito web è attualmente in costruzione.

SaageBooks.com/it/integrazione_di_vitamina_d3-bonus-TIS2JW

1. Fondamenti dell'integrazione di vitamina D3

L'importanza della vitamina D3 per la nostra salute diventa sempre più evidente nella ricerca medica. Ciò che in passato era principalmente associato alla salute delle ossa si rivela sempre più un regolatore versatile di numerose funzioni corporee. Ma come viene esattamente prodotta e attivata la vitamina D3 nel nostro corpo? Quale ruolo gioca nella regolazione del sistema immunitario? E perché così tante persone soffrono di carenza nonostante la possibilità di produzione endogena? La complessità dell'approvvigionamento di vitamina D3 diventa particolarmente evidente quando si considerano i vari fattori di influenza - dalla posizione geografica alle abitudini di vita individuali fino alle predisposizioni genetiche. L'ottimale integrazione richiede quindi una comprensione fondamentale dei processi biochimici e della loro regolazione nel corpo. In questo capitolo verranno sistematicamente esaminati i fondamenti scientifici della formazione e attivazione della vitamina D3, nonché le diverse possibilità di integrazione. La conoscenza di queste interrelazioni costituisce la base per un'ottimizzazione efficace e individuale dell'approvvigionamento di vitamina D3.

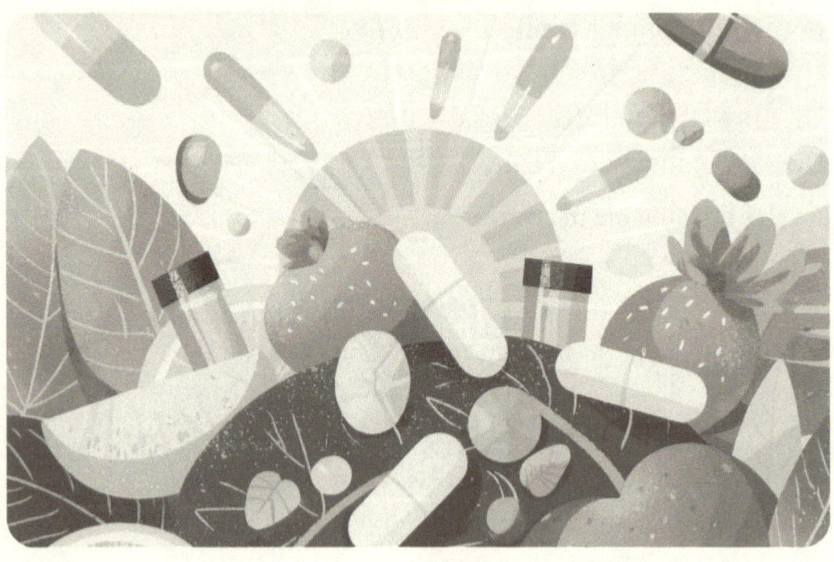

1. 1. Vitamina D3 e le sue funzioni nel corpo

Il ruolo della vitamina D3 nel corpo umano è molto più complesso di quanto si sia a lungo ritenuto. Come riesce una singola vitamina a influenzare processi così diversi come il metabolismo del calcio, la difesa immunitaria e la forza muscolare? Cosa succede durante la trasformazione da una molecola inizialmente inattiva a uno degli ormoni più importanti del nostro corpo? Dalla formazione nella pelle all'attivazione in vari organi, la vitamina D3 attraversa trasformazioni straordinarie. Essa non solo regola l'equilibrio del calcio, ma influisce anche sull'espressione di centinaia di geni. La scoperta dei recettori della vitamina D in quasi tutte le cellule del corpo ha ampliato in modo fondamentale la nostra comprensione delle sue molteplici funzioni. I seguenti paragrafi metteranno in luce i processi biochimici affascinanti e mostreranno perché un'adeguata fornitura di vitamina D3 sia così significativa per la nostra salute.

„Senza vitamina D, solo il 10-15% del calcio assunto con il cibo può essere utilizzato dal corpo; con un'adeguata vitamina D, questa percentuale sale al 30-40%.“

---

1. 1. 1. Formazione della vitamina D nella pelle

La formazione della vitamina D nella pelle è un affascinante processo biochimico che dipende in gran parte dall'esposizione al sole. Quando i raggi UVB colpiscono la nostra pelle, si attiva una complessa catena di reazioni [s1]. Nella epidermide, lo strato più esterno della pelle, si trova la molecola 7-deidrocolesterolo (7-DHC), che viene convertita in previtamina D3 dall'azione della radiazione UVB [s2]. Questa conversione iniziale è solo il primo passo. La previtamina D3 formata viene successivamente trasformata in vitamina D3 attraverso un processo termico [s3]. Da lì, entra nel flusso sanguigno, dove subisce ulteriori trasformazioni. Nel fegato, viene inizialmente convertita in 25-idrossivitamina D3 (calcidiolo) idrossilata, la forma principale di vitamina D nel sangue. L'attivazione finale avviene nei reni, dove viene convertita in 1,25-diidrossivitamina D3 (calcitriolo) - la forma biologicamente attiva [s4]. L'efficienza della formazione di vitamina D è influenzata da vari fattori. Un fattore particolarmente importante è la posizione geografica. Le persone che vivono a latitudini più elevate possono praticamente non produrre vitamina D nella loro pelle durante i mesi invernali - un fenomeno noto come "inverno della vitamina D" [s3]. In Germania, ad esempio, la sintesi efficace di vitamina D è principalmente possibile da marzo a ottobre, con il periodo ottimale tra le 10:00 e le 16:00 [s5]. La pigmentazione della pelle gioca anch'essa un ruolo cruciale. Le persone con pelle più scura (tipo di pelle VI) necessitano di circa cinque volte più tempo rispetto a quelle con pelle molto chiara (tipo di pelle I) per produrre la stessa quantità di vitamina D [s5]. Per esempio, per formare 1000 UI di vitamina D, una persona con tipo di pelle I ha bisogno di circa 5 minuti, mentre qualcuno con tipo di pelle VI ne ha bisogno di circa 25 minuti. L'età influisce significativamente anche sulla formazione di vitamina D. Le persone anziane spesso hanno una capacità ridotta di sintesi della vitamina D, poiché la loro pelle contiene meno 7-DHC [s4]. Questo le rende particolarmente vulnerabili a una carenza di vitamina D. Per l'applicazione pratica, ciò significa: un'esposizione moderata al sole di 10-15 minuti, due o tre volte a settimana, è generalmente sufficiente per ottimizzare la produzione di vitamina D [s6]. Tuttavia, è importante essere cauti, poiché gli stessi raggi UVB responsabili della produzione di vitamina D possono anche causare scottature e danni alla pelle. È interessante notare che le cellule della pelle (cheratinociti) hanno la capacità di attivare e utilizzare localmente la vitamina D [s4]. Questo è importante per varie funzioni della pelle, come la crescita cellulare, la guarigione delle ferite e il mantenimento della barriera cutanea. Per le persone che trascorrono molto tempo al chiuso o vivono in regioni settentrionali, può essere utile un'integrazione di vitamina D durante i mesi invernali [s3]. Anche le persone con pelle più scura, gli anziani e coloro che per motivi di salute devono evitare la luce solare dovrebbero monitorare il loro apporto di vitamina D. Sebbene l'uso di protezioni solari influisca teoricamente sulla produzione di vitamina D, un'applicazione normale non porta a una carenza [s6]. Un approccio equilibrato è importante: dopo una breve esposizione al sole non protetta, è consigliabile utilizzare la protezione solare per proteggere la pelle dai danni.

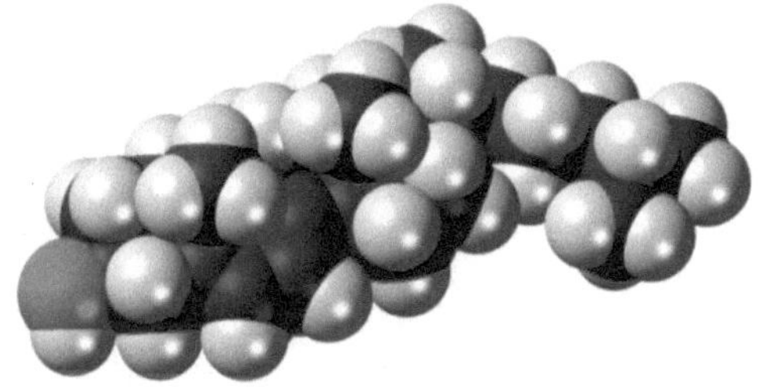

7-deidrocolesterolo [i1]

Glossario

Calcidiolo
Forma di deposito della vitamina D nel corpo, misurata per determinare lo stato della vitamina D nel sangue

Calcitriolo
Forma simile a un ormone della vitamina D, che può legarsi direttamente ai recettori della vitamina D in diverse cellule del corpo

Cheratinociti
Cellule che producono cheratina, che costituiscono circa il 90% di tutte le cellule della pelle e sono responsabili della formazione dello strato corneo

Epidermide
Lo strato più esterno della pelle, che si rinnova completamente circa ogni 4 settimane e consiste in più strati cellulari

Idrossilazione
Reazione chimica in cui un gruppo idrossile (OH) viene attaccato a una molecola, modificandone le proprietà

1. 1. 2. Conversione nella forma attiva

Dopo l'assunzione di vitamina D3, sia attraverso l'esposizione al sole sulla pelle che tramite integratori alimentari, inizia nel corpo un complesso processo di attivazione. La vitamina D3 inizialmente inattiva viene immagazzinata nelle cellule adipose del corpo, dove funge da riserva per periodi di minore disponibilità [s7]. Questo immagazzinamento è particolarmente importante per le persone nelle regioni settentrionali, che durante i mesi invernali sono esposte a meno luce solare. L'attivazione avviene in un processo a due fasi, precisamente controllato. Nel fegato, un enzima specifico trasforma inizialmente la vitamina D3 in una forma intermedia. Successivamente, un altro enzima completa la conversione nella forma biologicamente attiva [s8]. Questi processi enzimatici sono altamente efficienti e si sono ottimizzati attraverso l'evoluzione [s9]. Particolarmente interessante è la regolazione di questi processi di conversione: la produzione di vitamina D3 attiva nei reni è precisamente controllata da vari fattori come paratormone, calcio, fosfato e FGF23 [s10]. Questo consente al corpo di adattare l'attivazione della vitamina D alle sue attuali necessità. Ad esempio, se si ha un basso livello di calcio, viene prodotta più vitamina D attiva per migliorare l'assorbimento del calcio nell'intestino. La forma attiva, il 1,25-diidrossivitamina D3, svolge molteplici funzioni nel corpo. Una funzione principale è la regolazione del livello di calcio nel sangue [s11]. Essa agisce come un direttore d'orchestra, coordinando vari processi: aumenta l'assorbimento di calcio nell'intestino e può mobilitare il calcio dalle ossa se necessario. Particolarmente affascinante è la scoperta che anche le cellule immunitarie attivate (macrofagi) sono in grado di attivare localmente la vitamina D [s11]. Questo spiega il ruolo importante della vitamina D per il nostro sistema immunitario. Ad esempio, quando si affronta un'infezione, queste cellule possono produrre attivamente vitamina D per supportare la risposta immunitaria. Il meccanismo d'azione della vitamina D3 attiva è complesso e si basa su meccanismi epigenetici. L'ormone si lega al suo recettore (VDR) e influenza l'espressione genica interagendo con varie proteine come istone acetiltransferasi [s12]. Questi processi molecolari spiegano perché la vitamina D possa avere effetti così diversi nel corpo - dalla salute delle ossa alla regolazione immunitaria. È interessante notare che è stato scoperto anche un percorso metabolico alternativo che porta alla formazione di vari idrossimetaboliti [s8]. Questi metaboliti possono anch'essi esercitare attività biologiche e ampliare lo spettro degli effetti della vitamina D nel corpo. Per l'applicazione pratica, ciò significa: un'adeguata fornitura di vitamina D è importante affinché il corpo abbia abbastanza materiale di partenza per l'attivazione. Si dovrebbe tenere presente che i processi di attivazione richiedono tempo - un motivo per cui l'assunzione regolare è più importante rispetto a dosi elevate sporadiche. Inoltre, si dovrebbe considerare che alcune malattie o farmaci possono influenzare l'attivazione. In tali casi, è particolarmente importante consultare un medico per determinare il dosaggio ottimale. L'efficienza della conversione è migliorata notevolmente negli ultimi decenni grazie a nuove scoperte sugli enzimi coinvolti e sui ceppi microbici [s9]. Questo ha anche ripercussioni nello sviluppo di nuovi approcci terapeutici per varie malattie.

Glossario

epigenetico
Cambiamenti ereditabili nell'attività genica che non si basano su modifiche della sequenza del DNA

Istone acetiltransferasi
Enzimi che aggiungono marcatori chimici alle proteine di imballaggio del DNA e possono influenzare l'attività dei geni

Macrofago
Cellule immunitarie che possono catturare e distruggere patogeni

Paratormone
Un ormone prodotto dalle ghiandole paratiroidi che regola l'equilibrio di calcio e fosfato e collabora strettamente con la vitamina D

1. 1. 3. Regolazione del metabolismo del calcio

La regolazione del metabolismo del calcio è un sistema altamente complesso, in cui la vitamina D3 gioca un ruolo centrale. Questo processo vitale garantisce che il livello di calcio nel sangue rimanga sempre in un intervallo molto ristretto, essenziale per numerose funzioni corporee [s13]. Un aspetto affascinante è l'efficienza dell'assorbimento del calcio nell'intestino: senza vitamina D, solo il 10-15% del calcio assunto con il cibo può essere utilizzato dal corpo. Con una quantità sufficiente di vitamina D, questa percentuale sale a un impressionante 30-40% [s13]. Ciò sottolinea l'importanza di un'adeguata fornitura di vitamina D per le persone che dipendono da un'ottimale assunzione di calcio, come le donne in gravidanza, le madri che allattano o le persone con un aumentato rischio di osteoporosi. A livello molecolare, la forma attiva della vitamina D3 (1,25(OH)2D3) controlla ogni singolo passo del trasporto del calcio attraverso la parete intestinale. Questo avviene attraverso l'attivazione di diverse proteine: il canale del calcio TRPV6 consente l'assorbimento nelle cellule intestinali, la proteina legante il calcio Calbindin-D9k trasporta il calcio attraverso la cellula e l'ATPasi del calcio PMCA1b si occupa del trasporto nel sangue [s14]. Si può immaginare questo processo come un balletto precisamente coreografato, in cui ogni passo è esattamente coordinato con l'altro. Le ghiandole paratiroidi svolgono anch'esse un ruolo importante in questo sistema di regolazione. Producono il parathormon, che funge da termostato per il livello di calcio [s15]. Quando il livello di calcio nel sangue diminuisce, viene secreta una maggiore quantità di paratormone. Questo porta a tre importanti adattamenti: 1. Maggiore rilascio di calcio dalle ossa 2. Aumento del riassorbimento del calcio nei reni 3. Maggiore attivazione della vitamina D Con l'avanzare dell'età, questo sistema finemente sintonizzato cambia. La capacità di assorbire calcio nell'intestino diminuisce, correlata a una ridotta espressione delle proteine necessarie (TRPV6 e Calbindin-D9k) [s14]. Allo stesso tempo, il tasso di degradazione della vitamina D3 attiva aumenta a causa di una maggiore attività dell'enzima CYP24A1 [s14]. Questo spiega perché le persone anziane siano spesso colpite da carenze di calcio e vitamina D e abbiano un rischio aumentato di osteoporosi.

Raccomandazioni pratiche che possono essere derivate da queste scoperte:
- Prestare particolare attenzione a un'adeguata fornitura di calcio e vitamina D in età avanzata
- Consumare pasti ricchi di calcio preferibilmente insieme a cibi contenenti vitamina D
- Considerare che l'assorbimento di calcio diminuisce con l'età e adattare di conseguenza la propria dieta
- Controllare regolarmente i livelli di vitamina D e calcio, specialmente se si appartiene a un gruppo a rischio

L'importanza di questa regolazione precisa diventa particolarmente evidente se si considera che il calcio non è solo fondamentale per ossa sane, ma è anche necessario per la contrazione muscolare, la trasmissione dei segnali nervosi e molti altri processi vitali [s16]. Un metabolismo del calcio ben funzionante è quindi fondamentale per la nostra salute.

1. 1. 4. Influenza sul sistema immunitario

La vitamina D3 svolge un ruolo centrale e affascinante nella regolazione del nostro sistema immunitario. Il suo meccanismo d'azione è estremamente complesso e avviene attraverso vari meccanismi, che sono stati completamente compresi solo negli ultimi anni [s17]. Un aspetto particolarmente interessante è la capacità della vitamina D3 di influenzare sia il sistema immunitario innato che quello acquisito. Nelle cellule immunitarie si trovano recettori specifici per la vitamina D (VDR) e enzimi che consentono alle cellule di elaborare e utilizzare direttamente la vitamina D [s17]. Questo spiega perché le persone con carenza di vitamina D soffrano più frequentemente di infezioni, specialmente nei mesi invernali, quando la produzione di vitamina D nel corpo è già ridotta [s18]. L'azione immunomodulatoria della vitamina D3 si manifesta in modo particolarmente impressionante nella sua capacità di regolare circa 900 geni diversi [s19]. Un esempio pratico: quando si affronta un patogeno, la vitamina D3 supporta la tua difesa immunitaria stimolando la produzione di peptidi antimicrobici - antibiotici naturali del corpo che possono combattere batteri, virus e funghi [s19].

Particolarmente notevole è l'azione equilibrante della vitamina D3 sul sistema immunitario. Essa funge da saggio direttore d'orchestra, calmando un sistema immunitario iperattivo e attivando uno troppo debole [s20]. Questo avviene, tra l'altro, attraverso:
- La promozione delle cellule T regolatorie, che attenuano le reazioni immunitarie eccessive
- La riduzione delle sostanze messaggere infiammatorie
- L'aumento delle sostanze antinfiammatorie [s19]

Per le persone con malattie autoimmuni, è particolarmente rilevante che la vitamina D3 possa inibire la sovra-reazione del sistema immunitario [s20]. Studi hanno dimostrato che una carenza di vitamina D aumenta il rischio di varie malattie autoimmuni [s18]. Interessante è notare che ci sono differenze di genere: nelle donne, l'effetto della vitamina D3 sembra essere potenziato dagli estrogeni [s21].

Raccomandazioni pratiche per la vita quotidiana:
- Fai attenzione a una sufficiente fornitura di vitamina D, specialmente durante i mesi bui
- In caso di infezioni frequenti, controlla il tuo livello di vitamina D
- Le persone con malattie autoimmuni dovrebbero monitorare regolarmente il loro stato di vitamina D
- Le donne in gravidanza e le madri che allattano necessitano di particolare attenzione riguardo alla loro fornitura di vitamina D

L'effetto della vitamina D3 sul sistema immunitario si estende anche alla barriera emato-encefalica, dove regola la migrazione delle cellule immunitarie [s22]. Questo è particolarmente importante per le malattie neurologiche come la sclerosi multipla, in cui una carenza di vitamina D è stata associata a un aumento del rischio di malattia [s23]. È notevole anche il ruolo della vitamina D3 nella lotta contro lo stress ossidativo e nel miglioramento della funzione barriera nelle vie respiratorie [s19]. Questo spiega perché una buona fornitura di vitamina D sia particolarmente importante per la prevenzione delle infezioni respiratorie.

Glossario

Barriera emato-encefalica
Una barriera naturale tra i vasi sanguigni e il tessuto cerebrale, che tiene lontane sostanze nocive dal cervello

Cellula T
Globuli bianchi che maturano nel timo e svolgono un ruolo centrale nella difesa immunitaria mirata

Immunomodulatorio
Descrive la capacità di una sostanza di modificare l'attività del sistema immunitario - può sia potenziarlo che attenuarlo

Peptidi antimicrobici
Piccole molecole proteiche che agiscono come antibiotici naturali e fanno parte della difesa del corpo

Stress ossidativo
Condizione in cui ci sono troppe specie reattive dell'ossigeno nel corpo, che possono danneggiare cellule e tessuti

1. 1. 5. Ruolo nella forza e funzione muscolare

La vitamina D3 gioca un ruolo cruciale nella forza e nella funzione muscolare, con un meccanismo d'azione complesso e multifattoriale. Nei muscoli scheletrici si trovano recettori specifici per la vitamina D (VDR), che ottimizzano le prestazioni muscolari a vari livelli in caso di un'adeguata fornitura [s24]. Particolarmente interessante è l'influenza a livello cellulare: la vitamina D3 attiva geni che regolano la crescita e la differenziazione muscolare. Questo è particolarmente rilevante per le fibre muscolari a contrazione rapida (fibre di tipo II), responsabili dello sviluppo della forza esplosiva [s25]. L'effetto genomico comprende la promozione della disponibilità di calcio nelle cellule muscolari, nonché il supporto alla differenziazione e proliferazione delle cellule muscolari [s26]. Un aspetto affascinante è il ruolo della vitamina D3 nella funzione mitocondriale. Nuove ricerche mostrano che una carenza compromette la capacità ossidativa dei muscoli scheletrici. I mitocondri, considerati le "centrali energetiche" delle cellule, non possono funzionare in modo ottimale in caso di insufficiente apporto di vitamina D, il che influisce direttamente sulla fornitura di energia e quindi sulla forza muscolare [s27]. Per gli sportivi e le persone attive, è particolarmente rilevante che la vitamina D3 possa ridurre il tempo di recupero dopo l'allenamento. Questo avviene attraverso la promozione della differenziazione myogenica e proliferazione, nonché la downregulation di myostatina [s28]. Un esempio pratico: gli atleti con livelli ottimali di vitamina D mostrano una migliore capacità di salto, massima assunzione di ossigeno e abilità di sprint [s24].

Le conseguenze di una carenza di vitamina D sui muscoli sono ampie:
- Riduzione della forza e delle prestazioni muscolari
- Aumento del rischio di debolezza muscolare e sarcopenia
- Tempi di recupero prolungati dopo infortuni
- Compromissione della sensibilità all'insulina dei muscoli [s29]

Particolarmente interessanti sono i risultati degli studi clinici: un'integrazione ad alta dose di vitamina D3 ha portato, in soli 8 giorni, a un aumento dei livelli sierici del 34% e a un miglioramento della forza muscolare del 13% [s30]. Questo dimostra quanto rapidamente il corpo possa rispondere a un apporto ottimizzato.

Per l'applicazione pratica, si raccomandano le seguenti indicazioni:
- Controllo regolare dello stato di vitamina D, soprattutto in caso di intensa attività sportiva
- Particolare attenzione nei mesi invernali, quando la produzione endogena è ridotta
- Adattamento dell'integrazione in caso di aumento del fabbisogno (ad es. allenamento intenso)
- Considerazione di fattori individuali come il tipo di pelle e l'intensità dell'allenamento

La ricerca mostra anche un interessante legame tra vitamina D3 e produzione di testosterone, rilevante per la costruzione muscolare [s28]. Questo spiega perché un apporto ottimale di vitamina D possa essere particolarmente importante per gli atleti di forza. Per le persone anziane, il ruolo della vitamina D3 nella salute muscolare è particolarmente importante. L'integrazione può non solo migliorare la forza muscolare, ma anche ridurre il rischio di cadute [s31]. Questo è particolarmente rilevante per la prevenzione della perdita muscolare legata all'età e per il mantenimento della mobilità in età avanzata.

Glossario

differenziazione myogenica
Processo di sviluppo in cui le cellule progenitrici muscolari immature si trasformano in cellule muscolari funzionali. Importante per la crescita e la rigenerazione muscolare.

Mitocondrio
Organelli cellulari che forniscono energia sotto forma di ATP per la cellula attraverso il metabolismo dei nutrienti. Un singolo tessuto muscolare può contenerne migliaia.

Myostatina
Una proteina che limita naturalmente la crescita muscolare. La sua inibizione può portare a un aumento della massa muscolare.

Sarcopenia
Una malattia legata all'età, caratterizzata dalla progressiva perdita di massa muscolare, forza muscolare e funzione muscolare. Colpisce principalmente le persone oltre i 60 anni.

Riepilogo - 1. 1. Vitamina D3 e le sue funzioni nel corpo

- Le radiazioni UVB trasformano il 7-deidrocolesterolo nell'epidermide in previtamina D3
- Le persone con fototipo VI necessitano di circa cinque volte più tempo rispetto al fototipo I per la stessa produzione di vitamina D
- I cheratinociti possono attivare localmente la vitamina D e utilizzarla per le funzioni cutanee
- L'attivazione enzimatica avviene in un processo a due fasi, controllato con precisione
- I macrofagi attivati possono attivare localmente la vitamina D per le funzioni immunitarie
- La vitamina D agisce attraverso meccanismi epigenetici interagendo con le istone acetiltransferasi
- Senza vitamina D, solo il 10-15% del calcio alimentare può essere utilizzato, con la vitamina D la percentuale sale al 30-40%
- Il trasporto del calcio avviene attraverso i canali TRPV6, Calbindina-D9k e pompe PMCA1b
- Con l'età, il tasso di degradazione della vitamina D3 attiva aumenta a causa dell'attività aumentata di CYP24A1
- La vitamina D3 regola circa 900 geni diversi nel sistema immunitario
- La vitamina D3 promuove la produzione di peptidi antimicrobici endogeni
- L'estrogeno potenzia l'azione immunologica della vitamina D3 nelle donne
- La vitamina D3 regola la migrazione delle cellule immunitarie nella barriera emato-encefalica
- Nei muscoli scheletrici, la vitamina D3 attiva geni per la crescita e la differenziazione, specialmente nelle fibre di tipo II
- Un'integrazione ad alta dose ha portato, in 8 giorni, a un aumento del 34% dei livelli sierici e a un incremento del 13% della forza muscolare

1. 2. Carenza di vitamina D e sue conseguenze

L'importanza della vitamina D per la salute umana va ben oltre il metabolismo osseo. Ma come si sviluppa effettivamente una carenza di vitamina D e quali conseguenze ha per il nostro organismo? Mentre oltre un miliardo di persone nel mondo è colpito da una carenza di vitamina D, i sintomi spesso rimangono a lungo non riconosciuti. Soprattutto in Europa, dove circa il 40% della popolazione presenta livelli insufficienti di vitamina D, si pone la questione delle cause e delle conseguenze per la salute. Dalla salute delle ossa al sistema immunitario fino allo stato psicologico, gli effetti di una carenza di vitamina D possono influenzare ogni aspetto della nostra salute. La ricerca scientifica degli ultimi anni ha rivelato sorprendenti collegamenti che hanno ampliato in modo fondamentale la nostra comprensione del ruolo di questa vitamina essenziale.

> *„Nel mondo, oltre un miliardo di persone è colpito da una carenza di vitamina D, con una prevalenza particolarmente alta in Europa, che si attesta intorno al 40%."*

1. 2. 1. Fattori di rischio per la carenza di vitamina D

Una carenza di vitamina D può essere favorita da vari fattori di rischio, che possono essere sia legati allo stile di vita che genetici o patologici. A livello mondiale, oltre un miliardo di persone è colpito da una carenza di vitamina D [s32], con una prevalenza particolarmente alta in Europa, circa il 40% [s33]. Uno dei principali fattori di rischio è l'insufficiente esposizione alla luce solare [s34]. Le persone che trascorrono poco tempo all'aperto, ad esempio a causa di lavori d'ufficio prevalentemente sedentari, sono particolarmente a rischio. Un consiglio pratico sarebbe pianificare ogni giorno almeno 15-20 minuti di passeggiata durante l'ora di pranzo, idealmente con avambracci e viso scoperti. Anche la posizione geografica gioca un ruolo importante [s35]. A latitudini più elevate, come nel Nord e Centro Europa, la radiazione UVB è spesso insufficiente nei mesi invernali per una adeguata sintesi di vitamina D. Le persone in queste regioni dovrebbero prestare particolare attenzione a una dieta ricca di vitamina D e considerare eventualmente la supplementazione [s36]. La pigmentazione della pelle è un altro fattore significativo [s37]. Le persone con pelle scura necessitano di un'esposizione al sole più lunga per produrre la stessa quantità di vitamina D rispetto a quelle con pelle più chiara. Studi dimostrano che gli individui non bianchi presentano tassi più elevati di carenza di vitamina D rispetto ai caucasici europei [s33]. Alcune fasi e circostanze della vita aumentano notevolmente il rischio di carenza. I neonati allattati al seno sono particolarmente a rischio, poiché il latte materno da solo non contiene sufficiente vitamina D [s37]. In questo caso, una supplementazione monitorata da un medico è spesso necessaria. Anche le persone anziane hanno un rischio maggiore, poiché la loro pelle produce meno vitamina D e la funzione renale per attivare la vitamina diminuisce [s37]. Diverse malattie possono anche portare a una carenza di vitamina D. In caso di malattie croniche renali o epatiche, la conversione della vitamina D nella sua forma attiva è compromessa [s34]. La prevalenza tra i pazienti in dialisi è compresa tra l'85 e il 99% [s33]. Anche le persone con malattie infiammatorie intestinali, celiachia o dopo chirurgia bariatrica hanno un rischio aumentato a causa della capacità di assorbimento limitata [s34]. L'obesità rappresenta un ulteriore importante fattore di rischio [s37]. Il grasso corporeo lega la vitamina D e ne impedisce l'assorbimento nel sangue. Le persone in sovrappeso dovrebbero quindi prestare particolare attenzione alla loro fornitura di vitamina D e discutere eventualmente con il proprio medico di una supplementazione adeguata. Anche alcuni farmaci possono influenzare il metabolismo della vitamina D [s37]. Tra questi ci sono alcuni ipocolesterolemizzanti, antiepilettici, steroidi e farmaci per la riduzione del peso. I pazienti che assumono questi farmaci dovrebbero controllare regolarmente i loro livelli di vitamina D. Fattori culturali e legati allo stile di vita giocano anch'essi un ruolo. Le persone che coprono ampiamente la pelle per motivi religiosi o culturali, così come coloro che usano costantemente protezione solare, hanno un rischio maggiore di carenza di vitamina D [s35]. Qui potrebbe essere utile trovare un equilibrio tra protezione solare ed esposizione controllata al sole, ad esempio attraverso brevi passeggiate al mattino o nel tardo pomeriggio. Le conseguenze di una carenza di vitamina D sono ampie e possono causare vari problemi di salute, da complicazioni in gravidanza a malattie autoimmuni, fino a un aumento del rischio di malattie cardiovascolari e alcuni tipi di cancro [s32]. In presenza di fattori di rischio, è quindi consigliabile un controllo regolare dei livelli di vitamina D e, se necessario, una supplementazione mirata sotto supervisione medica.

Glossario

celiachia
Malattia autoimmune ereditaria in cui il sistema immunitario reagisce al glutine danneggiando la mucosa intestinale, il che può portare a carenze nutrizionali

chirurgia bariatrica
Intervento chirurgico per la riduzione del peso attraverso la riduzione dello stomaco o il bypass del tratto digestivo, solitamente applicato in caso di obesità patologica

obesità
Termine medico per il sovrappeso grave, in cui la percentuale di grasso corporeo è patologicamente elevata e si presentano rischi per la salute

Prevalenza
Indica la frequenza di una malattia o di uno stato in un determinato gruppo di popolazione in un dato momento, espressa come percentuale dei soggetti colpiti rispetto alla popolazione totale

1. 2. 2. Sintomi di una carenza di vitamina D

Una carenza di vitamina D può manifestarsi attraverso sintomi diversi, sebbene, curiosamente, la maggior parte delle persone colpite inizialmente non mostri sintomi evidenti [s38]. Questo fatto rende particolarmente difficile la diagnosi precoce e sottolinea l'importanza di controlli regolari, specialmente per le persone con fattori di rischio noti. I sintomi caratteristici includono principalmente disturbi dell'apparato muscolo-scheletrico. Studi scientifici dimostrano un chiaro legame tra bassi livelli di vitamina D e effetti negativi sulla salute delle ossa [s39]. Questo si manifesta spesso con dolori ossei diffusi, che i pazienti descrivono frequentemente come sordi e profondi. In particolare, al mattino dopo il risveglio o durante sforzi fisici prolungati, questi dolori possono intensificarsi. Un consiglio pratico per la vita quotidiana è prestare attenzione ai primi segnali di allerta, come dolori muscolari e articolari ricorrenti, e non considerarli semplicemente come normali segni dell'età. La sostanza ossea può essere progressivamente ridotta in caso di carenza prolungata, aumentando significativamente il rischio di fratture [s40]. Questo è particolarmente problematico per le persone anziane, che possono già avere una maggiore propensione alle cadute. Pertanto, le persone a rischio di cadute dovrebbero adattare il proprio ambiente domestico, ad esempio installando maniglie nel bagno o rimuovendo ostacoli come tappeti sciolti. Un altro sintomo comune è una marcata debolezza muscolare, che si manifesta in particolare durante la salita delle scale o alzandosi da una posizione accovacciata. I pazienti riferiscono spesso di una maggiore affaticabilità nelle attività quotidiane. Per contrastare questo, un allenamento di forza dolce ma regolare può essere utile, ma prima di iniziare un programma di allenamento, è importante controllare il livello di vitamina D. Particolarmente preoccupante è la scoperta che una grave carenza di vitamina D aumenta drasticamente il rischio di mortalità e infezioni [s40]. Questo è particolarmente evidente nei pazienti gravemente malati, nei quali bassi livelli di vitamina D si correlano con una maggiore gravità della malattia e mortalità [s39]. È interessante anche il legame tra donne con malattie ipermobili, che possono avere un rischio maggiore di determinati disturbi ginecologici [s41]. Questo sottolinea la complessità degli effetti di una carenza di vitamina D su diversi sistemi corporei. I sintomi possono manifestarsi anche a livello psicologico. Molti pazienti riferiscono sbalzi d'umore e stati depressivi, specialmente durante i mesi invernali. Un ritmo quotidiano regolare con sufficiente tempo trascorso all'aperto può già mostrare effetti positivi. A causa della sintomatologia spesso aspecifica, è importante considerare una possibile carenza di vitamina D in caso di sintomi persistenti come affaticamento cronico, dolori muscolari o infezioni ricorrenti e farlo verificare tramite un esame del sangue. Una diagnosi e un trattamento precoci possono aiutare a prevenire gravi malattie secondarie. Per l'auto-osservazione, è utile tenere un diario dei sintomi, in cui vengono documentati i disturbi, la loro intensità e i possibili fattori scatenanti. Queste registrazioni possono fornire al medico curante preziose indicazioni per la diagnosi.

Glossario

ipermobile

Indica un'eccessiva mobilità delle articolazioni, che supera il normale. Può essere congenita o derivare da determinate malattie del tessuto connettivo.

1. 2. 3. Correlazione con malattie autoimmuni

Una carenza di vitamina D è strettamente correlata allo sviluppo e al decorso di varie malattie autoimmuni [s42]. La ricerca scientifica degli ultimi anni ha dimostrato che la vitamina D non è solo importante per il metabolismo osseo, ma gioca anche un ruolo centrale nella regolazione del sistema immunitario [s43]. Particolarmente interessante è la componente di genere: nelle donne, la correlazione tra carenza di vitamina D e malattie autoimmuni sembra essere particolarmente pronunciata. Ciò è dovuto anche al fatto che gli estrogeni potenziano l'azione della vitamina D e portano a una risposta infiammatoria più forte [s44]. Questa scoperta è particolarmente rilevante, poiché molte malattie autoimmuni si verificano più frequentemente nelle donne. Esempi concreti della correlazione tra vitamina D e malattie autoimmuni si trovano in vari quadri clinici: Nella sclerosi multipla (SM), si osserva che una carenza di vitamina D durante l'infanzia è considerata un fattore di rischio significativo [s45]. Pertanto, è consigliabile per i genitori prestare particolare attenzione a un'adeguata fornitura di vitamina D per i propri figli, specialmente nei primi anni di vita. Ciò può essere supportato da soggiorni regolari all'aperto e da una dieta equilibrata. Nel diabete di tipo 1, uno studio di coorte finlandese ha fornito risultati impressionanti: i bambini che integravano regolarmente vitamina D sviluppavano il diabete di tipo 1 con una frequenza inferiore dell'80% [s45]. Questo sottolinea l'importanza di un'adeguata fornitura di vitamina D nella prima fase della vita. Anche nell'artrite reumatoide, la vitamina D gioca un ruolo importante. Studi dimostrano che bassi livelli di vitamina D sono correlati a un'aumentata attività della malattia [s46]. Pertanto, i soggetti interessati dovrebbero controllare regolarmente il proprio stato di vitamina D e, se necessario, integrare sotto supervisione medica. Le proprietà immunomodulatorie della vitamina D sono di particolare interesse [s42]. La vitamina può inibire lo sviluppo dell'autoimmunità e influenzare l'espressione di determinati recettori [s43]. Nei bambini autistici, ad esempio, sono state trovate significative correlazioni negative tra i livelli di vitamina D e autoanticorpi [s47]. Per le donne in gravidanza, l'apporto di vitamina D è particolarmente importante, poiché un'adeguata assunzione durante la gravidanza può ridurre il rischio di asma e altre malattie allergiche nel bambino [s45]. Le future madri dovrebbero quindi monitorare attentamente il proprio stato di vitamina D durante la gravidanza. Le possibilità terapeutiche attraverso l'integrazione di vitamina D sono promettenti, anche se la letteratura scientifica è ancora parzialmente incoerente [s48]. È importante un approccio personalizzato che tenga conto del profilo di rischio individuale e della specifica malattia autoimmune.

Raccomandazioni pratiche per i soggetti interessati:
- Controllo regolare dei livelli di vitamina D, soprattutto in caso di malattia autoimmune diagnosticata
- Documentazione dell'attività della malattia in relazione allo stato di vitamina D
- Adattamento delle abitudini di vita con sufficiente esposizione alla luce solare
- Dieta equilibrata con alimenti ricchi di vitamina D
- Eventuale integrazione mirata sotto supervisione medica

Il mantenimento di livelli adeguati di vitamina D dovrebbe essere considerato una misura preventiva contro le malattie autoimmuni [s49]. È importante notare che la variazione genetica del recettore della vitamina D può influenzare la suscettibilità individuale a determinate malattie [s45].

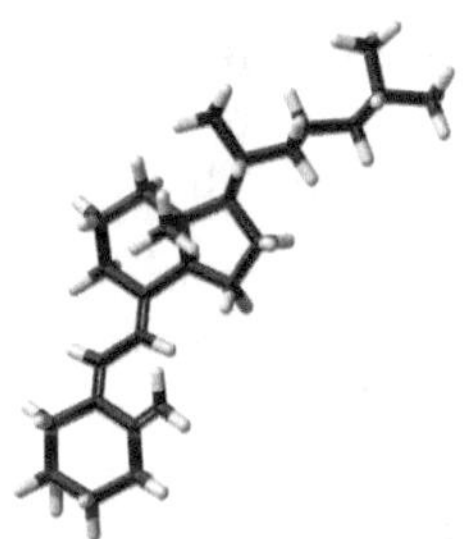

Vitamina D [i2]

1. 2. 4. Influenza sulla salute mentale

L'influenza della vitamina D sulla salute mentale è un'area di ricerca sempre più importante, che ha ricevuto maggiore attenzione negli ultimi anni. Studi scientifici mostrano un chiaro legame tra la carenza di vitamina D e diverse malattie mentali, in particolare depressione e ansia [s50]. Particolarmente notevole è l'alta praevalenz di disturbi mentali nelle persone con carenza di vitamina D. Uno studio su studenti universitari ha rivelato che oltre il 60% di coloro che presentavano una carenza di vitamina D soffriva di depressione e circa il 66% di ansia [s50]. Questi numeri erano significativamente più alti rispetto al gruppo di controllo con valori normali di vitamina D. La base biologica di questo legame risiede nel ruolo importante che la vitamina D svolge nel cervello. La vitamina può superare la bluthirnschranke ed è presente in aree cerebrali associate all'insorgenza della depressione [s51] [s52]. Particolarmente interessante è la capacità della vitamina D di regolare i fattori neurotrofici, essenziali per la sopravvivenza e la funzione dei neuroni [s52]. Negli uomini giovani è stata dimostrata una correlazione particolarmente evidente: un aumento della concentrazione di vitamina D di soli 10 nmol/L ha portato a una riduzione dei valori di depressione dell'8% [s53]. Ciò sottolinea l'importanza di un'adeguata fornitura di vitamina D, soprattutto in giovane età. Un consiglio pratico per studenti e giovani professionisti sarebbe quello di fare pause regolari all'aperto, idealmente abbinate a leggera attività fisica. Particolarmente rilevante è il legame tra carenza di vitamina D e persone con malattie croniche. Nei diabetici, ad esempio, è stato dimostrato che la supplementazione di vitamina D ha effetti positivi sulla salute mentale [s54]. I soggetti interessati dovrebbero quindi controllare regolarmente il loro stato di vitamina D in consultazione con il proprio medico. È interessante notare che esiste anche una connessione tra carenza di vitamina D e l'intensità del dolore cronico, il che ha ulteriori ripercussioni sulla salute mentale [s55]. Le persone con malattie dolorose croniche riferiscono spesso sintomi depressivi accentuati a bassi livelli di vitamina D.

Le proprietà antiossidanti della vitamina D giocano anch'esse un ruolo importante nella salute cerebrale [s52]. Per le persone a rischio elevato di malattie mentali, potrebbe quindi essere utile una valutazione preventiva della vitamina D. Un approccio pratico sarebbe l'integrazione di "routine della vitamina D" nella vita quotidiana, come ad esempio:
- Passeggiate regolari durante l'ora di pranzo
- Progettazione del posto di lavoro vicino alla finestra
- Pianificazione consapevole di attività all'aperto
- Dieta equilibrata con alimenti ricchi di vitamina D

Per la pratica clinica, ciò significa che uno screening della vitamina D dovrebbe essere considerato nella diagnosi e nella pianificazione del trattamento dei disturbi dell'umore [s52]. Sebbene la letteratura scientifica sull'efficacia terapeutica della supplementazione di vitamina D in caso di malattie mentali già esistenti non sia ancora chiara, i dati disponibili supportano un approccio preventivo. Per i soggetti interessati è importante comprendere che il trattamento di una carenza di vitamina D da solo non guarisce una malattia mentale, ma può essere un intervento utile all'interno di un concetto di trattamento olistico. La supplementazione dovrebbe sempre avvenire in consultazione con il medico curante e essere regolarmente monitorata.

Glossario

Fattore neurotrofico
Proteine che promuovono la crescita e la sopravvivenza delle cellule nervose e svolgono un ruolo importante nello sviluppo del sistema nervoso

Antiossidante
Proprietà di una sostanza che neutralizza i radicali liberi nocivi nel corpo, prevenendo così i danni cellulari

Riepilogo - 1. 2. Carenza di vitamina D e sue conseguenze

- Più di un miliardo di persone nel mondo sono colpite da carenza di vitamina D, in Europa la prevalenza è di circa il 40%.
- Nei pazienti in dialisi, la prevalenza di carenza di vitamina D varia tra l'85% e il 99%.
- Le persone con pelle scura necessitano di un'esposizione al sole più lunga per la stessa produzione di vitamina D.
- L'obesità è un importante fattore di rischio, poiché il grasso corporeo lega la vitamina D e ne impedisce l'assorbimento nel sangue.
- I farmaci per il colesterolo, gli antiepilettici e gli steroidi possono influenzare negativamente il metabolismo della vitamina D.
- La maggior parte dei soggetti colpiti inizialmente non presenta sintomi evidenti.
- Uno studio di coorte finlandese ha mostrato che i bambini con regolare integrazione di vitamina D sviluppavano il diabete di tipo 1 con una frequenza inferiore dell'80%.
- Nei bambini autistici sono state trovate significative correlazioni negative tra i livelli di vitamina D e gli autoanticorpi.
- L'estrogeno potenzia l'azione della vitamina D e porta a una risposta infiammatoria più forte.
- Nei giovani uomini, un aumento della concentrazione di vitamina D di 10 nmol/L ha portato a una riduzione dei punteggi di depressione dell'8%.
- Il 60% degli studenti universitari con carenza di vitamina D soffriva di depressione e il 66% di ansia.
- La vitamina D può attraversare la barriera emato-encefalica e regola i fattori neurotrofici essenziali per la sopravvivenza dei neuroni.

1. 3. Fonti di vitamina D3

La fornitura di vitamina D3 è un complesso intreccio di diverse fonti. Mentre il nostro corpo produce principalmente questa importante vitamina attraverso la luce solare, sorge la domanda su quali ulteriori possibilità ci siano per soddisfare il fabbisogno. Quanto sono efficaci gli alimenti naturali come fonte di vitamina D? Quale ruolo giocano i prodotti fortificati nella fornitura? E quali differenze esistono tra le diverse forme di integrazione? La scelta della giusta fonte di vitamina D dipende da fattori individuali come stile di vita, abitudini alimentari e condizioni di salute. Una comprensione approfondita delle diverse fonti consente di ottimizzare l'apporto personale di vitamina D.

> *„Pesci grassi come salmone, sgombro, aringhe e sardine rappresentano la fonte naturale più significativa di vitamina D.“*

1. 3. 1. Esposizione naturale alla luce solare

L'esposizione naturale alla luce solare è il modo principale per il corpo umano di produrre vitamina D3. Questo processo inizia quando i raggi UVB del sole colpiscono la nostra pelle e reagiscono con il 7-deidrocholesterolo presente [s56]. Inizialmente si forma la provitamina D3, che successivamente si trasforma in vitamina D3 e entra nel flusso sanguigno nel corso di diversi giorni [s57]. L'efficienza di questa produzione endogena di vitamina D3 è influenzata da numerosi fattori. Particolarmente rilevanti sono la latitudine del luogo di soggiorno, la stagione, l'ora del giorno e fattori individuali come età e pigmentazione della pelle [s58]. Le persone con pelle scura, ad esempio, necessitano fino a dieci volte più tempo per produrre la stessa quantità di vitamina D3 rispetto a quelle con pelle chiara [s56]. Questo dovrebbe essere considerato nella pianificazione individuale dell'esposizione alla luce solare. Nelle latitudini temperate, la produzione endogena di vitamina D3 è particolarmente influenzata dalla stagionalità. Dalla fine di marzo fino alla fine di settembre, la maggior parte delle persone può soddisfare il proprio fabbisogno di vitamina D attraverso la luce solare [s59]. Nei mesi invernali, da ottobre all'inizio di marzo, la radiazione UVB è generalmente troppo debole per una produzione adeguata [s59]. In questo periodo, si consiglia un'integrazione di vitamina D attraverso l'alimentazione o integratori. Per una produzione ottimale di vitamina D3, è preferibile stare all'aperto tra le 10 e le 15 [s58]. Un'esposizione solare sensibile di 5-30 minuti due volte a settimana, con braccia e gambe scoperte, può già essere sufficiente per coprire il fabbisogno di base [s56]. Un consiglio pratico è di utilizzare la pausa pranzo per una breve passeggiata, durante la quale gli avambracci e il viso sono esposti al sole. È interessante notare che la vitamina D prodotta dalla luce solare rimane attiva nel corpo più a lungo rispetto a quella assunta tramite integratori [s60]. Il corpo dispone di meccanismi di controllo efficaci che garantiscono che venga prodotta solo la quantità necessaria di vitamina D [s57]. Un leggero arrossamento della pelle entro 24 ore dall'esposizione al sole può già stimolare la produzione di 15.000-20.000 UI di vitamina D [s57]. Tuttavia, durante l'esposizione al sole, non si deve trascurare la protezione della pelle. Sebbene i filtri solari riducano l'assorbimento degli UVB e quindi la sintesi della vitamina D [s56], studi dimostrano che l'uso quotidiano non porta necessariamente a una carenza di vitamina D [s61]. Anche con la protezione solare, raggi UV sufficienti raggiungono la pelle per garantire una certa produzione di vitamina D. Per le persone che possono trascorrere poco tempo all'aperto o che presentano fattori di rischio particolari, l'uso di tecnologie UVB a LED speciali potrebbe rappresentare un'alternativa. Queste emettono luce UVB con una lunghezza d'onda specifica, che è circa 3,5 volte più efficace nella produzione di vitamina D rispetto a quella che causa scottature [s60]. Tali sistemi possono dosare la dose di UVB in base a fattori individuali come il tipo di pelle e l'offerta di luce solare locale. È notevole che circa il 77% della popolazione globale presenta valori di vitamina D bassi [s57]. Ciò sottolinea l'importanza di un'esposizione solare consapevole e regolare nell'ambito di uno stile di vita sano. Un approccio pratico è spostare le attività quotidiane, come telefonate o brevi riunioni, all'aperto quando possibile, per supportare la produzione naturale di vitamina D.

Glossario

Raggi UVB

Raggi ultravioletti di tipo B con una lunghezza d'onda compresa tra 280 e 315 nanometri, che costituiscono circa il 5% della radiazione UV che raggiunge la superficie terrestre

1. 3. 2. Alimenti ricchi di vitamina D

L'assunzione di vitamina D attraverso l'alimentazione gioca un ruolo importante nella fornitura complessiva, specialmente nei mesi invernali con poca luce solare. Tuttavia, il numero di alimenti naturali che contengono quantità significative di vitamina D è limitato [s62]. I pesci grassi rappresentano la fonte naturale più importante, con particolare riferimento a salmone, sgombro, aringhe e sardine [s62] [s63]. Per ottimizzare l'assunzione di vitamina D attraverso il pesce, è consigliabile integrare nel piano alimentare almeno due porzioni di pesce grasso a settimana. Un consiglio pratico è la preparazione di spalmabili di pesce fatti in casa, ad esempio a base di sgombro o sardine, che si prestano perfettamente come condimento per il pane e rappresentano al contempo una buona fonte di vitamina D. Anche il tuorlo d'uovo contribuisce all'apporto di vitamina D [s62]. Tuttavia, sarebbe irrealistico consumare quantità enormi di uova per soddisfare il fabbisogno giornaliero solo attraverso di esse. Tuttavia, le uova possono contribuire all'apporto complessivo come parte di una dieta equilibrata. Una colazione creativa con uovo poché su pane integrale o un uovo strapazzato fatto in casa con erbe fresche sono modi gustosi per assumere vitamina D attraverso il tuorlo. Il fegato contiene anch'esso vitamina D [s62], ma le donne in gravidanza dovrebbero evitarne il consumo, poiché l'elevato contenuto di vitamina A potrebbe danneggiare il feto. Per tutti gli altri, il fegato può occasionalmente servire come fonte di vitamina D, ad esempio in piatti tradizionali come il paté di fegato o il fegato fritto con cipolle. Poiché gli alimenti naturali da soli spesso non sono sufficienti a coprire il fabbisogno di vitamina D, i prodotti fortificati giocano un ruolo importante. Questo è particolarmente evidente nel latte: il latte naturale non è di per sé una buona fonte di vitamina D [s64], motivo per cui in molti paesi viene fortificato. Anche alcune creme spalmabili e cereali per la colazione

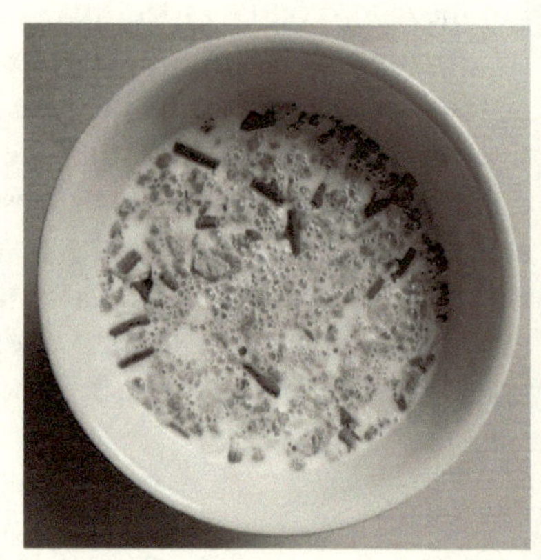

Muesli [i4]

vengono arricchiti con vitamina D [s62] [s63]. Un approccio pratico per la vita quotidiana è la combinazione consapevole di diverse fonti di vitamina D. Una colazione ottimizzata per la vitamina D potrebbe consistere, ad esempio, in un muesli fortificato con latte fortificato, accompagnato da un uovo e una crema spalmabile arricchita con vitamina D. Per il pranzo, un piatto a base di pesce, come salmone grigliato con verdure, è un'ottima scelta. Quando si fa la spesa, è utile cercare attivamente prodotti fortificati e confrontare le informazioni nutrizionali. È importante notare che la biodisponibilità della vitamina D può essere migliorata dall'assunzione simultanea di grassi sani. Un trucco è combinare alimenti ricchi di vitamina D con oli di alta qualità [s65]. Anche la preparazione gioca un ruolo importante: la vitamina D è relativamente stabile al calore, tuttavia, gli alimenti ricchi di vitamina D dovrebbero essere preparati delicatamente. Per il pesce, ad esempio, è consigliabile la cottura a vapore o una breve frittura a fuoco medio, per preservare al meglio i nutrienti preziosi. Per le persone che seguono una dieta vegetariana o vegana, l'apporto di vitamina D attraverso l'alimentazione è particolarmente impegnativo, poiché le fonti naturali più ricche sono di origine animale. Qui i prodotti fortificati e strategie alternative come le bevande vegetali arricchite con vitamina D assumono un'importanza particolare.

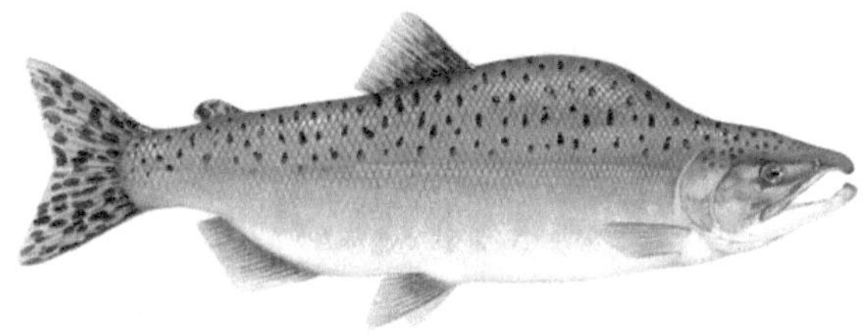

Salmone [i3]

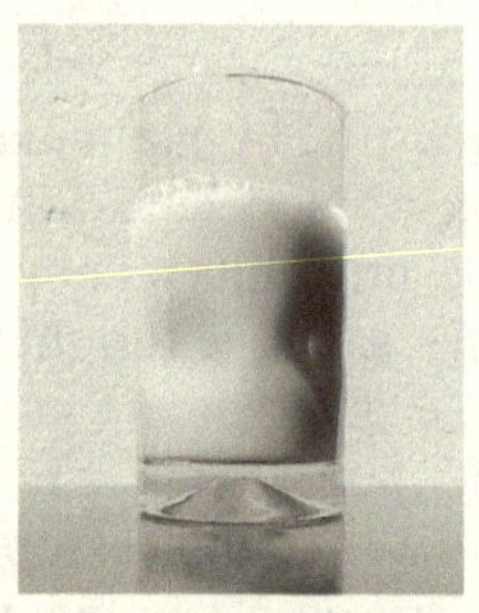

Bevanda vegetale [i5]

1. 3. 3. Alimenti arricchiti

La sistematica arricchimento degli alimenti con vitamina D ha una lunga storia che risale agli anni '30. All'epoca, questa misura fu introdotta per contrastare la diffusa rachitismo [s66]. Da allora, l'arricchimento degli alimenti si è affermato come una strategia importante per migliorare l'apporto di vitamina D nella popolazione. L'efficacia di questa misura è stata dimostrata in vari studi. Ad esempio, in un'indagine è emerso che le persone che consumavano regolarmente alimenti arricchiti con vitamina D3 riuscivano a mantenere livelli stabili di vitamina D anche nei mesi invernali, mentre nel gruppo di controllo si osservava un calo stagionale [s67]. Questo sottolinea il ruolo significativo degli alimenti arricchiti, specialmente nei periodi di scarsa esposizione al sole. È interessante notare che ci sono notevoli differenze internazionali nelle pratiche di arricchimento. Mentre ad esempio nel Regno Unito il latte vaccino non è standardmente arricchito con vitamina D [s68], in altri paesi questa è una pratica comune. Per i consumatori è quindi importante sapere che i contenuti di vitamina D di prodotti simili possono variare notevolmente a seconda del paese di origine. Un consiglio pratico è prestare attenzione alle informazioni nutrizionali durante gli acquisti, poiché l'arricchimento con vitamina D deve essere obbligatoriamente indicato [s69]. L'arricchimento avviene principalmente in due forme: vitamina D2 o D3 [s66]. Entrambe le forme sono efficaci, ma la vitamina D3 è leggermente meglio utilizzata dal corpo. Nella scelta dei prodotti arricchiti, i consumatori dovrebbero tenere d'occhio le dosi giornaliere raccomandate, che per gli adulti sono di 5 μg (200 IU) e durante le fasi di crescita di 10 μg (400 IU) [s70]. Un esempio particolarmente interessante di prodotti tradizionalmente arricchiti è l'olio di fegato di merluzzo [s71], utilizzato da generazioni per la supplementazione di vitamina D. Tuttavia, le moderne strategie di arricchimento sono decisamente più varie e comprendono un ampio spettro di alimenti. Per ottimizzare l'assunzione di vitamina D, è consigliabile integrare in modo intelligente diversi prodotti arricchiti nel piano alimentare.

Consigli pratici per la vita quotidiana:
- Combina cereali arricchiti con latte vegetale arricchito a colazione
- Utilizza margarina o spalmabili arricchiti
- Fai attenzione all'aggiunta "arricchito con vitamina D" nei prodotti trasformati
- Tieni un diario alimentare per monitorare il consumo di prodotti arricchiti
- Informati sulle pratiche di arricchimento locali, specialmente durante soggiorni all'estero

L'arricchimento sistematico degli alimenti è continuamente valutato e adattato da gruppi di esperti [s67]. Questo garantisce che i programmi di arricchimento rimangano efficaci e sicuri. Per i consumatori, ciò significa che possono fidarsi degli alimenti arricchiti come parte di una dieta equilibrata. Un altro aspetto importante è la combinazione di diverse fonti di vitamina D. Gli alimenti arricchiti non dovrebbero essere considerati come unica fonte, ma come un complemento utile a fonti naturali di vitamina D e all'esposizione alla luce solare. Questo è particolarmente rilevante per le persone con un fabbisogno di vitamina D aumentato o con accesso limitato a fonti naturali. Lo sviluppo di nuove tecnologie e strategie di arricchimento prosegue costantemente, portando a una selezione sempre crescente di prodotti arricchiti. Questo offre ai consumatori sempre più opportunità di ottimizzare e personalizzare il loro apporto di vitamina D.

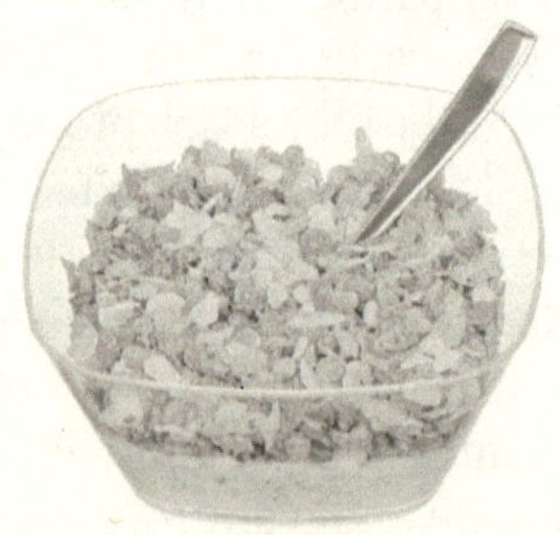

Cereali [i6]

1. 3. 4. Diverse forme di preparati di vitamina D3

I preparati di vitamina D3 sono disponibili in diverse forme di somministrazione, che si differenziano per applicazione e bioavailability. Le forme più comuni sono compresse, capsule e gocce [s72]. Questa varietà consente di adattare la supplementazione alle esigenze e preferenze personali. I preparati liquidi sotto forma di gocce offrono diversi vantaggi. Sono particolarmente adatti per persone con difficoltà a deglutire o per i bambini piccoli. Inoltre, possono essere dosati con grande precisione, il che è particolarmente importante per la supplementazione dei neonati, che necessitano di 400 IU di vitamina D al giorno [s73]. Un consiglio pratico per i genitori è di somministrare le gocce di vitamina D direttamente sul ciuccio o di mescolarle con un po' di latte materno estratto. Compresse e capsule sono le forme classiche di somministrazione e particolarmente adatte per gli adulti. Sono facili da gestire e consentono una dosaggio standardizzato. Per le persone con difficoltà a deglutire, esistono anche compresse masticabili o varianti che si sciolgono in bocca. Durante l'assunzione, è importante tenere presente che la vitamina D è liposolubile: l'assorbimento è quindi migliorato se i preparati vengono assunti con un pasto contenente grassi. I preparati di vitamina D rivestono un'importanza particolare per le persone con disturbi di assorbimento dei grassi, intolleranza al lattosio o allergie al latte [s74]. Per questi gruppi di persone sono disponibili formulazioni speciali che garantiscono un migliore assorbimento. Un approccio pratico è l'uso di preparati microincapsulati o gocce a base di olio. Il dosaggio dei preparati dovrebbe essere orientato alle esigenze individuali. Mentre la raccomandazione generale per gli adulti è di 15 mcg (600 IU), le persone anziane oltre i 70 anni necessitano di 20 mcg (800 IU) al giorno [s73]. In caso di carenza accertata o fattori di rischio specifici, potrebbero essere necessarie dosi più elevate [s75]. Un aspetto biochimico importante è la conversione della vitamina assunta nel corpo. Sia la vitamina D3 che la D2 vengono inizialmente convertite in 25-idrossivitamina D (calcidiol) prima che avvenga l'attivazione nei reni a 1α,25-diidrossivitamina D (calcitriol) [s76]. Questi percorsi metabolici devono essere considerati nella scelta del preparato.

Per l'applicazione pratica, si consiglia un approccio sistematico:
- Scegliere una forma di somministrazione che si adatti al proprio stile di vita
- Assumere il preparato regolarmente alla stessa ora del giorno
- Documentare l'assunzione in un calendario o in un'app
- Controllare regolarmente i livelli di vitamina D
- Conservare i preparati in un luogo fresco e al riparo dalla luce

La scelta del preparato giusto dovrebbe avvenire in consultazione con un professionista medico, specialmente se ci sono già limitazioni di salute. È importante considerare anche le possibili interazioni con altri farmaci.

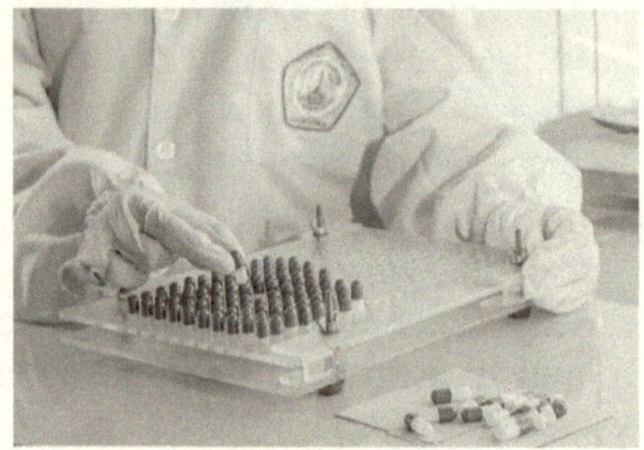

Capsule [i7]

1. 3. 5. Differenze tra vitamina D2 e D3

Le due forme principali di vitamina D - vitamina D2 (Ergocalciferolo) e vitamina D3 (Colecalciferolo) - differiscono notevolmente nella loro origine e efficacia [s77]. Mentre la vitamina D2 è principalmente prodotta da piante, funghi e invertebrati, la vitamina D3 è la forma che il corpo umano può produrre autonomamente [s78]. Una differenza fondamentale risiede nella struttura chimica: la vitamina D3 possiede un legame doppio aggiuntivo e un gruppo metile, il che spiega la sua maggiore efficacia [s78]. Queste differenze strutturali portano a una maggiore efficacia della vitamina D3 di circa l'87% nell'aumento e nel mantenimento dei livelli di vitamina D nel sangue. Praticamente, ciò significa che i preparati di vitamina D3 consentono una conservazione nel corpo da 2 a 3 volte superiore rispetto a quantità comparabili di vitamina D2 [s79]. L'affinità di legame differente con la proteina di legame della vitamina D è un altro aspetto importante. La vitamina D3 si lega più fortemente a questa proteina di trasporto, il che porta a una migliore disponibilità nel corpo [s78]. Un consiglio pratico per i consumatori è quindi di optare preferibilmente per i preparati di vitamina D3 quando scelgono integratori, poiché questi vengono utilizzati in modo più efficiente dal corpo. Il tasso di degradazione gioca anch'esso un ruolo importante: la vitamina D2 viene degradata più rapidamente della vitamina D3, il che consente a quest'ultima di rimanere più a lungo nel corpo e di esercitare il suo effetto [s78]. Per le persone che desiderano ottimizzare la loro assunzione di vitamina D, ciò significa che possono raggiungere intervalli di assunzione più lunghi con integratori di vitamina D3. È interessante per vegetariani e vegani notare che la vitamina D2 si trova in alcune piante e in particolare nei funghi esposti alla radiazione UVB [s80] [s77]. Tuttavia, dovrebbero essere consapevoli della minore efficacia e considerare dosi più elevate o cercare preparati di vitamina D3 vegani derivati da licheni. Negli esami del sangue, le quantità di vitamina D2 e D3 possono essere misurate separatamente [s81], il che è importante per l'adattamento individuale della dose. Questo consente un monitoraggio preciso dell'assunzione e aiuta a ottimizzare la supplementazione. La maggior parte degli studi scientifici conferma l'efficacia superiore della vitamina D3 rispetto alla D2 nell'aumento dei livelli di vitamina D nel sangue, anche se alcuni studi non hanno riscontrato differenze significative [s78]. Per l'applicazione pratica, è comunque consigliabile, se possibile, preferire la vitamina D3. Un approccio pratico per la vita quotidiana è la combinazione di diverse fonti di vitamina D: mentre si assume principalmente vitamina D3 attraverso la luce solare e alimenti di origine animale, si può anche ottenere vitamina D2 consumando funghi. Tuttavia, nella supplementazione, si dovrebbe prioritariamente puntare ai preparati di vitamina D3 per beneficiare della migliore efficacia. Per le persone con condizioni di salute specifiche o un fabbisogno aumentato di vitamina D, la scelta della forma giusta di vitamina D è particolarmente importante. In tali casi, la supplementazione dovrebbe essere coordinata con un esperto della salute, che può anche considerare le esigenze individuali e le possibili controindicazioni.

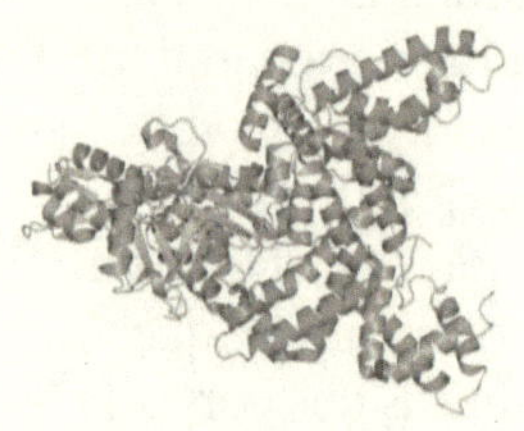

Proteina legante la vitamina D [i8]

Colecalciferolo
La forma naturale della vitamina D, che si forma nella pelle a partire dal 7-deidrocolesterolo.

Ergocalciferolo
Una vitamina liposolubile che si forma tramite irradiazione UV da ergosterolo e si trova principalmente nei funghi.

Gruppo metile
Un gruppo chimico composto da un atomo di carbonio e tre atomi di idrogeno, importante per molti processi biologici.

Invertebrato
Animali senza colonna vertebrale come insetti, vermi o molluschi, che non possiedono uno scheletro interno.

Riepilogo - 1. 3. Fonti di vitamina D3

- Le radiazioni UVB reagiscono con il 7-deidrocolesterolo nella pelle per la formazione di pre-vitamina D3
- Le persone con pelle scura necessitano fino a dieci volte più tempo per la stessa produzione di vitamina D3
- Una leggera arrossamento della pelle può stimolare la produzione di 15.000-20.000 UI di vitamina D
- Il 77% della popolazione globale presenta valori di vitamina D bassi
- Le tecnologie UVB-LED sono 3,5 volte più efficaci nella produzione di vitamina D rispetto alla causazione di scottature solari
- La biodisponibilità della vitamina D è migliorata dall'assunzione simultanea di grassi sani
- L'arricchimento sistematico degli alimenti con vitamina D è iniziato negli anni '30
- La vitamina D3 consente una conservazione nel corpo 2-3 volte superiore rispetto alla vitamina D2
- La vitamina D2 è prodotta principalmente da piante, funghi e invertebrati
- Il legame doppio aggiuntivo e il gruppo metile nella vitamina D3 spiegano la sua efficacia superiore del 87%
- La vitamina D3 si lega più fortemente alla proteina di trasporto legante la vitamina D
- La vitamina D2 viene degradata più rapidamente della vitamina D3
- La vitamina D3 vegana può essere estratta da licheni

Revisione - 1. Fondamenti dell'integrazione di vitamina D3

- La formazione di vitamina D3 nella pelle avviene attraverso l'irradiazione UVB da 7-deidrocolesterolo, con un'efficienza che dipende fortemente dal tipo di pelle e dalla posizione geografica.
- Le persone con tipo di pelle VI necessitano di circa cinque volte più tempo rispetto a quelle con tipo di pelle I per la stessa produzione di vitamina D.
- L'attivazione della vitamina D3 avviene in un processo in due fasi nel fegato e nei reni, regolato da vari ormoni come il paratormone e FGF23.
- Senza vitamina D, è possibile assorbire solo il 10-15% del calcio alimentare; con una quantità adeguata di vitamina D, il tasso aumenta al 30-40%.
- La vitamina D3 regola circa 900 geni diversi e ha effetti ampi sul sistema immunitario, sulla forza muscolare e sulla salute mentale.
- Nei diabetici, la supplementazione di vitamina D3 ha mostrato effetti positivi sulla salute mentale.
- L'efficienza della produzione endogena di vitamina D diminuisce con l'età, poiché la pelle contiene meno 7-DHC.
- La vitamina D3 è circa l'87% più efficace della D2 nell'aumentare i livelli ematici e viene meglio immagazzinata nel corpo.
- Una supplementazione ad alta dose di vitamina D3 ha portato in studi, in soli 8 giorni, a un aumento dei livelli sierici del 34% e a un miglioramento della forza muscolare del 13%.
- Le cellule immunitarie attivate possono attivare localmente la vitamina D, supportando così la loro funzione difensiva.
- Un'adeguata fornitura di questa vitamina essenziale dipende dalla corretta dosaggio - ulteriori dettagli nel prossimo capitolo sull'applicazione pratica della vitamina D3.

2. Dosaggio e applicazione della vitamina D3

La corretta dosaggio e applicazione della vitamina D3 solleva molte domande tra le persone: qual è il momento migliore per assumerla? Quale forma di somministrazione è la più adatta? E quanta vitamina D3 necessitano effettivamente i diversi gruppi di persone? Le risposte a queste domande sono complesse, poiché un'adeguata fornitura di vitamina D3 dipende da numerosi fattori individuali. Età, peso, tipo di pelle e patologie pregresse giocano un ruolo, così come la posizione geografica del luogo di residenza e le abitudini di vita personali. Anche la stagione influisce notevolmente sul fabbisogno. Particolarmente rilevante è la questione dei possibili rischi: quando una supplementazione utile diventa una potenzialmente pericolosa sovradosaggio? Quali interazioni possono verificarsi con altri farmaci? E come si può monitorare in modo affidabile il livello di vitamina D? Le scoperte scientifiche degli ultimi anni hanno ampliato notevolmente la nostra comprensione dell'adeguata fornitura di vitamina D3. Ciò che un tempo era considerato sufficiente è oggi spesso classificato come troppo basso. Queste nuove intuizioni consentono un dosaggio più preciso e personalizzato, a condizione di conoscere i fattori decisivi.

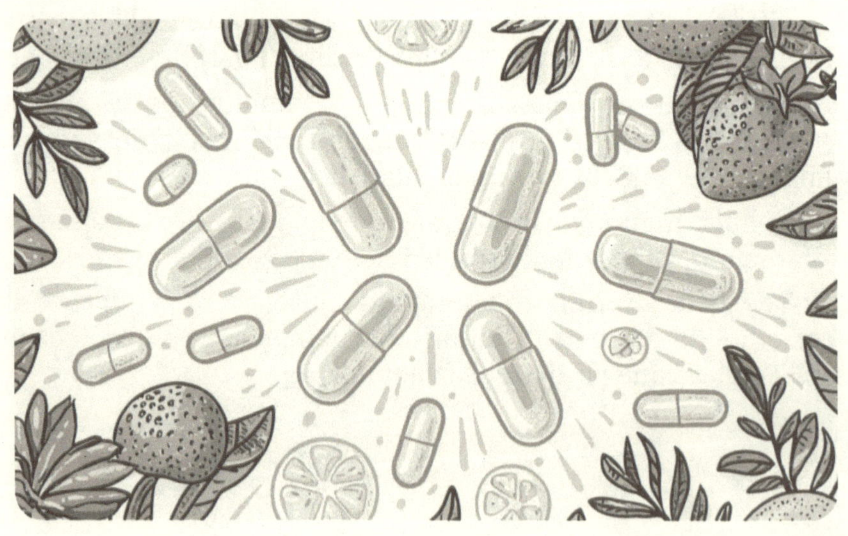

2. 1. Dose giornaliera raccomandata

La questione del corretto dosaggio di vitamina D3 occupa medici e scienziati da anni. Quanto ne ha realmente bisogno il corpo? Perché le raccomandazioni delle diverse organizzazioni sanitarie differiscono talvolta in modo significativo? E perché la produzione naturale di vitamina D attraverso la luce solare non è sufficiente per molte persone? Le risposte a queste domande sono complesse e dipendono da numerosi fattori individuali. Età, peso, tipo di pelle, stile di vita e eventuali patologie pregresse giocano un ruolo importante nella determinazione del fabbisogno personale di vitamina D3. Mentre per alcune persone le raccomandazioni standardizzate sono sufficienti, altre necessitano di dosi significativamente più elevate. Le attuali scoperte scientifiche riguardanti l'ottimale assunzione di vitamina D3 aprono nuove prospettive per una supplementazione personalizzata, che va ben oltre le classiche raccomandazioni standard.

„Il limite superiore sicuro di assunzione per gli adulti è di 4000 UI (100 microgrammi) al giorno.“

2. 1. 1. Raccomandazioni generali per adulti

Le raccomandazioni per l'assunzione giornaliera di vitamina D3 negli adulti variano a seconda dell'età, della situazione di vita e di vari fattori di salute. Per gli adulti sani tra i 19 e i 70 anni, si raccomanda generalmente una dose giornaliera di 600 UI (Unità Internazionali) o 15 microgrammi [s82]. A partire dai 71 anni, questa raccomandazione aumenta a 800 UI (20 microgrammi) al giorno, poiché le persone anziane possono assorbire e metabolizzare la vitamina D e il calcio in modo meno efficiente [s83]. Tuttavia, ricerche più recenti suggeriscono che queste raccomandazioni standard potrebbero essere troppo basse. Alcuni esperti consigliano un'assunzione giornaliera più elevata, compresa tra 1500 e 2000 UI, per mantenere un livello ottimale di 25-idrossivitamina D di almeno 30 ng/mL nel sangue [s84]. Questo è particolarmente rilevante per le persone che trascorrono poco tempo all'aperto o vivono in regioni con poca esposizione al sole. In tali casi, l'assunzione giornaliera dovrebbe essere di almeno 1000 UI [s85]. Per l'attuazione pratica, ciò significa che le persone che lavorano in ufficio e trascorrono principalmente il loro tempo in ambienti chiusi dovrebbero prestare particolare attenzione a un'adeguata fornitura di vitamina D, soprattutto nei mesi autunnali e invernali. Una passeggiata di 15 minuti a mezzogiorno con mani e viso scoperti può già essere utile. Tuttavia, in molti casi, è sensato considerare un'integrazione aggiuntiva. Il limite superiore di assunzione sicura per gli adulti è di 4000 UI (100 microgrammi) al giorno [s82]. È interessante notare che studi dimostrano che anche un'assunzione giornaliera fino a 5000 UI non causa effetti collaterali gravi [s86]. Tuttavia, un'integrazione superiore a 2000 UI dovrebbe avvenire solo dopo consultazione con un professionista medico. Per le donne in gravidanza e in allattamento valgono le stesse raccomandazioni di base degli altri adulti: 600 UI al giorno [s87]. Tuttavia, dovrebbero monitorare con particolare attenzione la loro fornitura di vitamina D, poiché il fabbisogno può essere aumentato durante queste fasi della vita. Un aspetto importante è il controllo del livello di vitamina D nel sangue. Un valore di almeno 50 nmol/L (20 ng/mL) è considerato sufficiente per la salute delle ossa [s82]. Tuttavia, valori ottimali sono quelli di 70 nmol/L o superiori, poiché sono associati a vari benefici per la salute [s88]. Per raggiungere questi valori, può essere utile determinare il proprio stato di vitamina D tramite un esame del sangue e adattare l'integrazione di conseguenza. Consigli pratici per la vita quotidiana: oltre all'integrazione, la fornitura di vitamina D può essere supportata da un'attività fisica regolare all'aperto. È importante notare che i prodotti per la protezione solare possono ridurre la produzione naturale di vitamina D nel corpo. Una dieta equilibrata con alimenti ricchi di vitamina D, come pesce grasso, uova e latticini fortificati, può anche contribuire all'apporto totale, anche se la sola alimentazione di solito non è sufficiente a coprire completamente il fabbisogno. In particolare, le persone con pelle scura, in sovrappeso o che, per motivi culturali o di salute, coprono ampiamente la pelle, dovrebbero prestare particolare attenzione alla loro fornitura di vitamina D e considerare dosaggi più elevati se necessario [s89].

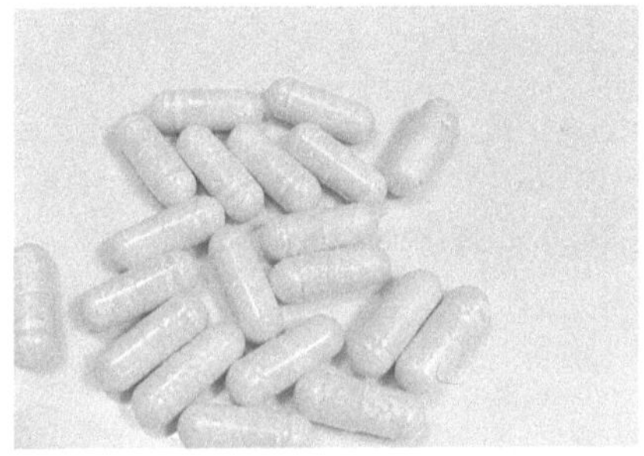

Supplementazione [i9]

Glossario

Nanogrammi per millilitro
Un'unità di concentrazione che corrisponde a un miliardesimo di grammo per millilitro, spesso utilizzata per misurare quantità molto piccole di sostanze.

Nanomoli per litro
Un'unità di concentrazione nel sistema internazionale di unità, che indica la quantità di sostanza in nanomoli per litro.

Unità Internazionale
Una misura standardizzata per sostanze biologicamente attive, stabilita a livello internazionale per misurare uniformemente la potenza di vitamine e altre sostanze.

2. 1. 2. Dosaggio per bambini e adolescenti

L'apporto di vitamina D3 gioca un ruolo importante per lo sviluppo sano di bambini e adolescenti fin dalla nascita. Le attuali raccomandazioni sono state aggiornate negli ultimi anni, poiché le dosi precedenti di 200 UI sono state considerate troppo basse [s90]. Per i neonati nel primo mese di vita, si raccomanda una dose giornaliera di 300-400 UI. [s91]. Questo apporto di base è particolarmente importante, poiché i neonati non dovrebbero essere esposti alla luce solare diretta nelle prime settimane di vita. In pratica, ciò significa che i genitori dovrebbero discutere e avviare la supplementazione di vitamina D3 idealmente subito dopo la nascita con il pediatra.

Dalla seconda mese di vita fino ai 18 anni, la dose giornaliera raccomandata varia tra 400 e 1.000 UI [s91]. I seguenti valori di riferimento specifici per età si applicano:
- Neonati 0-6 mesi: 400 UI (10 μg) al giorno
- Neonati 7-12 mesi: 400 UI (10 μg) al giorno
- Bambini 1-3 anni: 600 UI (15 μg) al giorno
- Bambini 4-8 anni: 600 UI (15 μg) al giorno [s92]

La supplementazione è particolarmente importante per i bambini che bevono meno di un litro di latte arricchito con vitamina D al giorno [s93]. Nella pratica, questo riguarda la maggior parte dei bambini, poiché un consumo così elevato di latte è piuttosto insolito. Pertanto, i genitori dovrebbero prestare particolare attenzione a un adeguato apporto di vitamina D3, specialmente nei mesi invernali.

In caso di carenza di vitamina D accertata, potrebbero essere necessarie dosi significativamente più elevate. Le dosi terapeutiche variano a seconda del gruppo di età:
- Fino a 1 anno: 1.000-3.000 UI al giorno
- 1-12 anni: 3.000-6.000 UI al giorno
- 12-18 anni: 6.000-10.000 UI al giorno [s91]

Tali dosi elevate dovrebbero essere somministrate esclusivamente sotto supervisione medica e dopo un regolare controllo dei valori ematici. Per evitare sovradosaggi, sono stati stabiliti i seguenti limiti superiori (UL - Livello Superiore):
- Neonati 0-6 mesi: 1.000 UI (25 μg)
- Neonati 7-12 mesi: 1.500 UI (38 μg)
- Bambini 1-3 anni: 2.500 UI (63 μg)
- Bambini 4-8 anni: 3.000 UI (75 μg) [s92]

Per una corretta attuazione nella vita quotidiana, è consigliabile stabilire routine fisse. La somministrazione di vitamina D3 può essere associata, ad esempio, alla colazione mattutina o alla pulizia dei denti serale. Nei neonati, è opportuno somministrarla durante uno dei pasti. La supplementazione dovrebbe avvenire tutto l'anno, anche se i bambini trascorrono molto tempo all'aperto.

I genitori dovrebbero prestare particolare attenzione all'apporto di vitamina D nei seguenti casi:
- Bambini di colore scuro
- Bambini che trascorrono la maggior parte del tempo in ambienti chiusi
- Bambini che indossano abiti coprenti per motivi culturali o di salute
- Bambini con esposizione limitata alla luce solare
- Bambini in sovrappeso

La supplementazione dovrebbe essere accompagnata da regolare attività fisica all'aperto. Un buon compromesso tra protezione solare e formazione di vitamina D è far giocare i bambini all'aperto per circa 10-15 minuti con avambracci e gambe scoperte nelle ore del mattino o nel tardo pomeriggio. Tuttavia, è fondamentale evitare scottature solari. È consigliabile un controllo regolare dello stato della vitamina D da parte del pediatra, specialmente per i gruppi a rischio o in presenza di segni di carenza. In questo modo, la dose può essere adattata individualmente, se necessario, per garantire un apporto ottimale.

Livello Superiore

Indica la quantità massima sicura di assunzione giornaliera di un nutriente, al di sotto della quale non si prevedono rischi per la salute. Stabilito dalle autorità sanitarie.

2. 1. 3. Adeguamento del dosaggio per anziani

Gli anziani hanno un fabbisogno aumentato di vitamina D3, poiché la loro pelle produce meno vitamina D in modo efficiente con l'età e l'assorbimento nell'intestino diminuisce [s94]. L'adattamento del dosaggio per questa fascia di età è quindi particolarmente importante per minimizzare i rischi per la salute e mantenere la qualità della vita. Le attuali ricerche mostrano che l'assunzione giornaliera di 800 a 1000 UI di vitamina D3 riduce significativamente il rischio di cadute negli anziani del 22% [s95]. Ancora più impressionanti sono i risultati con un dosaggio di 700 a 1000 UI al giorno, che può ridurre il rischio di cadute fino al 34% [s96]. Queste scoperte sono particolarmente rilevanti per gli anziani che vivono in strutture assistenziali o che hanno già una storia di cadute. Per una fornitura ottimale, gli esperti raccomandano per le persone oltre i 70 anni una dose giornaliera di 2000 UI (50 µg) [s94]. Questo dosaggio più elevato tiene conto della diminuzione della produzione endogena di vitamina D legata all'età. Nella pratica, ciò significa che gli anziani possono idealmente suddividere la loro integrazione di vitamina D3 in due assunzioni al giorno - una al mattino e una alla sera, ciascuna durante i pasti. È interessante notare che studi hanno dimostrato che una dose giornaliera ancora più alta di 4000 UI ha portato l'88% dei partecipanti, dopo un anno, a un livello ottimale di sangue superiore a 90 nmol/L, mentre con 2000 UI ciò è avvenuto solo nel 70% dei casi [s97]. Tuttavia, tali dosaggi elevati dovrebbero essere assunti solo dopo consultazione con il medico curante e sotto regolare controllo dei valori ematici. Particolarmente importante è la regolarità dell'assunzione. Gli studi hanno dimostrato che un'assunzione intermittente, ad esempio una volta al mese in dosaggio più elevato, non ha un effetto preventivo sulle cadute [s95]. Un consiglio pratico è l'uso di un dosatore di farmaci con suddivisione settimanale, che facilita l'assunzione quotidiana e la rende parte della routine. Per gli anziani con osteoporosi, la fornitura di vitamina D3 è particolarmente critica. La dose minima non dovrebbe scendere sotto le 700-800 UI al giorno [s98]. In combinazione con il calcio, questo dosaggio si è dimostrato efficace nella riduzione del rischio di fratture da fragilità [s99]. Un approccio pratico è assumere durante la colazione insieme a cibi ricchi di calcio come i latticini.

La maggior parte degli anziani tollera molto bene una dose giornaliera di 800 UI e ha un basso rischio di effetti collaterali [s100]. Tuttavia, alcuni fattori devono essere considerati nella dosificazione individuale:
- Tipo di pelle ed esposizione alla luce solare
- Grado di mobilità e tempo trascorso all'aperto
- Abitudini alimentari
- Malattie concomitanti
- Assunzione di farmaci

Per l'attuazione pratica nella vita quotidiana, si consiglia il seguente approccio: 1. Determinare lo stato della vitamina D tramite un esame del sangue 2. Discutere la dosificazione individuale con il medico 3. Stabilire una routine di assunzione quotidiana 4. Esercizio regolare all'aperto, idealmente al mattino 5. Dieta equilibrata con alimenti ricchi di vitamina D 6. Controllo regolare dei valori ematici, specialmente all'inizio della supplementazione

Particolare attenzione dovrebbe essere dedicata alla fornitura di vitamina D3 per gli anziani che:
- Vivono principalmente al chiuso
- Hanno limitazioni nella mobilità
- Assumono più farmaci
- Soffrono di malattie croniche
- Hanno una funzione renale compromessa

La supplementazione dovrebbe essere vista come parte di un concetto di salute olistico, che comprende anche esercizio regolare, alimentazione equilibrata e attività sociali.

Glossario

Frattura da fragilità
Una frattura ossea che si verifica anche con un carico ridotto o una leggera caduta, tipicamente a causa di una densità ossea ridotta. Particolarmente comune a polso, anca e colonna vertebrale.

Supplementazione
L'assunzione aggiuntiva di nutrienti sotto forma di integratori per completare la normale alimentazione. Può avvenire in diverse forme come compresse, capsule o gocce.

2. 1. 4. Esigenze particolari in gravidanza

Durante la gravidanza, un'adeguata fornitura di vitamina D3 è di particolare importanza, poiché influisce non solo sulla salute della futura madre, ma anche sullo sviluppo ottimale del feto. Le attuali ricerche mostrano che una carenza di vitamina D durante la gravidanza può comportare rischi significativi per la salute [s101]. Per un'adeguata fornitura, si raccomanda alle donne in gravidanza un'integrazione giornaliera di 10 microgrammi (400 UI) di vitamina D3 [s102]. Tuttavia, studi recenti suggeriscono che dosi più elevate, comprese tra 1000 e 4000 UI al giorno, potrebbero essere più vantaggiose per ottenere migliori risultati di salute per madre e bambino [s103]. Un livello ottimale di vitamina D nel sangue (25-OH-D) dovrebbe essere almeno 100 nmoll (40 ngml) [s104]. Particolarmente notevole è l'effetto preventivo di un'adeguata fornitura di vitamina D: l'integrazione può ridurre significativamente il rischio di complicazioni legate alla gravidanza. In particolare, è stato dimostrato che il rischio di pre-eclampsia può essere ridotto del 60%, il rischio di diabete gestazionale del 50% e il rischio di parti prematuri del 40% [s101]. Queste scoperte sottolineano l'importanza di un'integrazione costante. Per l'attuazione pratica nella vita quotidiana, si consiglia il seguente approccio: 1. Già al momento della conferma della gravidanza, si dovrebbe iniziare l'integrazione di vitamina D3. L'assunzione dovrebbe idealmente avvenire alla stessa ora del giorno, ad esempio a colazione, per renderla parte della routine. 2. L'integrazione dovrebbe avvenire tutto l'anno, prestando particolare attenzione a una somministrazione costante nei mesi autunnali e invernali (settembre a marzo) [s105] [s106]. 3. Molti integratori multivitaminici per la gravidanza contengono già vitamina D3. Questi sono disponibili gratuitamente in molti paesi per la durata della gravidanza [s102]. Le donne in gravidanza dovrebbero discutere con la loro ostetrica o medico se la quantità contenuta è sufficiente o se un'integrazione aggiuntiva sarebbe utile. 4. Oltre all'integrazione, è importante seguire una dieta equilibrata e ricca di calcio, poiché la vitamina D3 regola l'assorbimento e l'utilizzo del calcio nel corpo [s105]. Questo è essenziale per lo sviluppo di ossa, denti e muscoli sani nel feto. 5. Un'attività fisica moderata all'aperto dovrebbe far parte della routine quotidiana, prestando attenzione a una protezione solare adeguata. Una passeggiata di 15-20 minuti nelle ore del mattino può contribuire alla produzione di vitamina D nel corpo.

Le donne in gravidanza dovrebbero prestare particolare attenzione alla loro fornitura di vitamina D se:
- hanno una carnagione più scura
- trascorrono la maggior parte del tempo in ambienti chiusi
- indossano abiti coprenti
- sono in sovrappeso
- seguono una dieta vegana o vegetariana

È consigliabile controllare regolarmente il livello di vitamina D con il medico curante, specialmente all'inizio della gravidanza e per i gruppi a rischio. In questo modo, la dose può essere adattata individualmente, se necessario, per garantire un'adeguata fornitura. L'integrazione dovrebbe essere vista come parte di un concetto di salute olistico durante la gravidanza, che comprende anche una dieta equilibrata, un'attività fisica moderata e un adeguato riposo. L'influenza positiva sulla salute della madre e del bambino giustifica il relativamente basso impegno dell'integrazione quotidiana.

Glossario

Diabete gestazionale

Una forma di diabete che si manifesta per la prima volta durante la gravidanza e caratterizzata da una tolleranza al glucosio alterata. Di solito scompare dopo il parto.

Pre-eclampsia

Una malattia legata alla gravidanza che si manifesta con ipertensione e presenza di proteine nelle urine. Se non trattata, può diventare pericolosa per la vita della madre e del bambino.

2. 1. 5. Considerazione di condizioni preesistenti

In presenza di determinate condizioni preesistenti, il dosaggio di vitamina D3 deve essere adattato individualmente, poiché queste malattie possono influenzare il metabolismo della vitamina D o causare un fabbisogno aumentato. Il monitoraggio medico dei livelli di vitamina D è particolarmente importante in questi casi [s107]. I pazienti con malattie del sistema digestivo come zoeliakie o malattie infiammatorie intestinali hanno spesso difficoltà ad assorbire la vitamina D. In queste condizioni è necessaria una stretta sorveglianza dei valori ematici e di solito un dosaggio più elevato [s107]. Nella pratica, ciò significa che i soggetti interessati dovrebbero idealmente combinare la loro integrazione con pasti ricchi di grassi per migliorare l'assorbimento. Nelle malattie epatiche come la cirrosi biliare o la cirrosi epatica, l'attivazione della vitamina D nel corpo è compromessa. Questi pazienti necessitano di un monitoraggio particolarmente attento dei loro livelli di vitamina D [s107]. Il dosaggio deve essere adattato individualmente, tenendo conto dei valori di funzionalità epatica. I pazienti con diabete mellito hanno spesso un fabbisogno aumentato di vitamina D [s108]. Un'adeguata fornitura può contribuire a un migliore controllo della glicemia. Pertanto, i diabetici dovrebbero prestare particolare attenzione a controllare regolarmente i loro livelli di vitamina D e coordinare l'integrazione con la loro terapia diabetica. Nell'obesità, in particolare dopo bariatrischer_chirurgie, sono necessari dosaggi più elevati di vitamina D [s108]. Questo perché la vitamina D viene immagazzinata nel tessuto adiposo e quindi meno disponibile per il metabolismo. I soggetti interessati dovrebbero idealmente distribuire la loro integrazione di vitamina D in dosi più piccole durante il giorno. Particolare attenzione deve essere prestata ai pazienti trattati con glucocorticoidi (cortisone). Per loro si raccomanda un dosaggio giornaliero di 2000 UI per raggiungere un livello di 25-idrossivitamina D di almeno 32 ng/mL [s108]. L'assunzione dovrebbe avvenire idealmente non contemporaneamente ai glucocorticoidi, ma con un intervallo di tempo, per ottimizzare l'assorbimento. Nei pazienti con osteoporosi, un'adeguata fornitura di vitamina D è particolarmente critica per il successo terapeutico [s107]. L'integrazione dovrebbe sempre avvenire in combinazione con il calcio e monitorata regolarmente tramite misurazioni della densità ossea e controlli dei livelli di vitamina D. Per l'attuazione pratica, si raccomanda il seguente approccio in caso di condizioni preesistenti: 1. Controllo regolare dei livelli di vitamina D, almeno ogni 3-6 mesi 2. Documentazione dell'assunzione e di eventuali sintomi 3. Coordinamento dell'integrazione con altri farmaci 4. Adattamento del dosaggio in base ai valori ematici e all'andamento della malattia 5. Considerazione delle interazioni con altri farmaci L'integrazione in caso di condizioni preesistenti dovrebbe avvenire esclusivamente sotto supervisione medica. È importante che i pazienti informino il proprio medico curante su tutti i farmaci e integratori assunti, per evitare possibili interazioni.

Riepilogo - 2. 1. Dose giornaliera raccomandata

- La dose giornaliera raccomandata per gli adulti tra i 19 e i 70 anni è di 600 UI, mentre a partire dai 71 anni aumenta a 800 UI.
- Ricerche più recenti raccomandano 1500-2000 UI al giorno per un livello ottimale di 25-idrossivitamina D di almeno 30 ng/mL.
- Il limite superiore di assunzione sicura è di 4000 UI al giorno, con studi che dimostrano che fino a 5000 UI non causano effetti collaterali gravi.
- Per i neonati nel primo mese di vita si raccomandano 300-400 UI, successivamente fino ai 18 anni 400-1000 UI.
- In caso di carenza di vitamina D accertata, per i ragazzi tra i 12 e i 18 anni possono essere necessarie dosi terapeutiche di 6000-10000 UI.
- Un'assunzione giornaliera di 800-1000 UI riduce il rischio di cadute negli anziani del 22%, mentre con 700-1000 UI addirittura del 34%.
- 4000 UI al giorno hanno portato l'88% dei partecipanti allo studio, dopo un anno, a un livello ematico ottimale superiore a 90 nmol/L.
- Durante la gravidanza, un'adeguata fornitura di vitamina D può ridurre il rischio di preeclampsia del 60% e il rischio di diabete gestazionale del 50%.
- In caso di obesità e dopo chirurgia bariatrica sono necessarie dosi più elevate di vitamina D, poiché la vitamina viene immagazzinata nel tessuto adiposo.
- I pazienti in terapia con glucocorticoidi necessitano di 2000 UI al giorno per un livello di 25-idrossivitamina D di almeno 32 ng/mL.

2. 2. Supplementazione ad alto dosaggio di vitamina D3

La supplementazione ad alta dose di vitamina D3 solleva numerose domande: Quando è medicalmente sensata? Quali rischi comporta? Come si può determinare il dosaggio ottimale per il singolo paziente? La ricerca scientifica degli ultimi anni ha dimostrato che alcuni gruppi di persone possono trarre beneficio da una terapia ad alta dose. Allo stesso tempo, questa forma di supplementazione richiede particolare attenzione riguardo ai possibili effetti collaterali e alle interazioni con altri farmaci. La corretta esecuzione di una supplementazione ad alta dose di vitamina D3 si basa su indicazioni mediche precise, monitoraggio attento e adattamento individuale del dosaggio. Una comprensione approfondita di questi aspetti è importante sia per i terapeuti che per i pazienti, al fine di rendere il trattamento sicuro ed efficace. I seguenti paragrafi esploreranno le diverse sfaccettature della terapia ad alta dose e forniranno raccomandazioni pratiche basate su evidenze per l'applicazione pratica.

„Con un'integrazione ad alta dose di vitamina D3 di 3200-4000 UI al giorno, il rischio di ipercalcemia è di 4 casi ogni 1000 persone."

2. 2. 1. Indicazioni per la supplementazione ad alto dosaggio di vitamina D3

Una supplementazione ad alto dosaggio di vitamina D3 è utilizzata come misura terapeutica in diverse condizioni mediche e gruppi a rischio. Le indicazioni si basano su evidenze scientifiche e esperienze cliniche. Un motivo fondamentale per una terapia ad alto dosaggio è una carenza grave di vitamina D documentata, con valori di 25-idrossivitamina D inferiori a 20 ng/mL [s109]. Questo si verifica particolarmente frequentemente in determinati gruppi a rischio. Studi mostrano che negli Stati Uniti il 50% dei bambini tra 1 e 5 anni e addirittura il 70% dei bambini tra 6 e 11 anni presentano una carenza di vitamina D [s110]. Nei sindromi da malassorbimento, come quelli che si verificano ad esempio nelle malattie infiammatorie croniche intestinali (Morbo di Crohn, colite ulcerosa), sono spesso necessarie dosi di vitamina D3 significativamente più elevate [s109] [s111]. Un esempio pratico: un paziente con Morbo di Crohn potrebbe necessitare di tre o quattro volte la dose abituale di supplementazione per raggiungere un livello adeguato di vitamina D. Particolare attenzione è riservata ai pazienti dopo interventi bariatrici. Qui si raccomandano almeno 3000 UI al giorno per raggiungere un valore obiettivo di 28 ng/mL [s111]. I medici curanti dovrebbero controllare regolarmente i livelli di vitamina D e adattare la dose di conseguenza. Nei pazienti con fibrosi cistica a partire dai 2 anni con insufficienza pancreatica, è indicata una terapia ad alto dosaggio se dopo 6 mesi di supplementazione standard non si raggiungono livelli adeguati [s112]. La dose viene stabilita individualmente in base all'età e al livello attuale di 25-OHD.

Ulteriori importanti indicazioni includono:
- Osteoporosi e aumento del rischio di fratture (dose giornaliera raccomandata: 800-2000 UI) [s113]
- Pazienti in terapia con corticosteroidi (dose obiettivo: 2000 UI al giorno) [s111]
- Gravi malattie renali (stadio III-V) [s114]
- Malattie epatiche come la cirrosi biliare [s114]

Nelle donne in gravidanza, nelle madri che allattano e negli adulti più anziani si raccomanda una supplementazione preventiva [s113]. Una carenza di vitamina D durante la gravidanza può influenzare negativamente lo sviluppo osseo del bambino [s110]. Particolarmente a rischio sono anche le persone con pelle scura (afroamericani, ispanici) e le persone obese [s110]. Nei pazienti obesi, in particolare dopo interventi chirurgici per la riduzione del peso, la dose deve essere adattata di conseguenza [s111]. Non si raccomanda un test di routine dei livelli di vitamina D [s113]. Tuttavia, è indicata una misurazione in presenza di fattori di rischio specifici o sintomi come dolori ossei inspiegabili, fratture insolite o segni di disturbi ossei metabolici [s113]. Nella terapia ad alto dosaggio, è importante notare che dovrebbe essere evitata nei pazienti con un livello di 25-OHD ≥30 ng/mL o un calcio corretto >10,5 mg/dl [s112]. Il trattamento dovrebbe sempre avvenire sotto supervisione medica, poiché è necessario evitare un sovradosaggio. Per i pazienti con iperparatiroidismo primario, si raccomanda una supplementazione di vitamina D per controllare i livelli di PTH, mirando a valori superiori a 30 ng/mL [s111]. Questo sottolinea l'importanza di un monitoraggio regolare dei parametri di laboratorio rilevanti durante la terapia ad alto dosaggio.

Glossario

Iperparatiroidismo

Iperfunzione delle ghiandole paratiroidi che porta a una produzione aumentata dell'ormone paratiroideo

2. 2. 2. Rischi e effetti collaterali

Un'integrazione di vitamina D3 ad alto dosaggio comporta vari rischi e possibili effetti collaterali che devono essere attentamente considerati. La complicazione più importante è l'ipercalcemia - un accumulo eccessivo di calcio nel sangue [s115]. Questo può manifestarsi inizialmente con sintomi aspecifici come sete intensa, minzione frequente (poliuria), perdita di appetito e nausea [s116]. Un paziente ha riferito, ad esempio, di aver avvertito inizialmente solo una sete aumentata, attribuendola erroneamente al caldo - solo l'analisi del sangue dal medico ha rivelato i valori di calcio pericolosamente elevati. Il rischio di sovradosaggio è particolarmente presente in caso di integrazione autonoma e non controllata. Dati scientifici mostrano che con un'integrazione ad alto dosaggio di 3200-4000 UI al giorno, il rischio di ipercalcemia è di 4 casi ogni 1000 persone [s117]. Questo sottolinea l'importanza di controlli medici regolari dei valori ematici rilevanti. Particolare attenzione deve essere prestata al dosaggio per diverse fasce d'età. Mentre il limite superiore di assunzione sicura per adulti e bambini a partire dai 9 anni è di 100 microgrammi (4000 UI) al giorno [s118], per le fasce d'età più giovani valgono limiti significativamente più bassi: i bambini da 1 a 10 anni non dovrebbero ricevere più di 50 microgrammi al giorno, i neonati sotto i 12 mesi non più di 25 microgrammi [s115]. Un esempio pratico: un bambino di 2 anni, anche in caso di carenza di vitamina D accertata, non dovrebbe mai ricevere la stessa dose di un adulto. Le conseguenze a lungo termine di un sovradosaggio possono essere gravi. La tossicità cronica può portare a danni renali sotto forma di nefrocalcinosi [s119]. Anche la salute delle ossa può essere paradossalmente compromessa, poiché livelli elevati di vitamina D possono portare a una mobilizzazione aumentata di calcio dalle ossa [s116]. In casi estremi, sono stati osservati persino convulsioni e alterazioni dello stato di coscienza fino al coma [s120]. Un aspetto spesso trascurato è la manifestazione ritardata dei sintomi da sovradosaggio. Questi possono svilupparsi solo settimane o mesi dopo l'inizio dell'assunzione eccessiva [s116]. Ciò rende particolarmente difficile la diagnosi precoce e sottolinea l'importanza dei controlli preventivi. Un segnale di allerta è un livello di 25hydroxyvitamin_d superiore a 125 nmol/L, considerato troppo alto [s118]. Particolarmente a rischio sono le persone che assumono più integratori contenenti vitamina D contemporaneamente. Un esempio tipico è la combinazione di gocce di vitamina D con integratori multivitaminici o alimenti fortificati. Qui è importante prestare attenzione alla quantità totale assunta. La problematica è aggravata dal fatto che la vitamina D può essere immagazzinata nel corpo come vitamina liposolubile [s121]. A differenza delle vitamine idrosolubili, un eccesso non viene semplicemente espulso, ma può accumularsi nei tessuti. Questo spiega anche perché un sovradosaggio cronico sia particolarmente pericoloso.

Raccomandazioni pratiche per la minimizzazione del rischio:
- Tenere un diario di integrazione con tutte le fonti di vitamina D
- Controllare regolarmente (ogni 3-6 mesi) i livelli di vitamina D e calcio
- Prestare attenzione ai primi segnali di allerta come sete intensa o affaticamento
- Informare tutti i medici curanti riguardo alla propria integrazione
- Evitare l'assunzione simultanea di diversi integratori contenenti vitamina D

L'integrazione dovrebbe sempre avvenire sotto supervisione medica, poiché la dose corretta dipende da molti fattori e deve essere evitato un sovradosaggio [s121]. Questo è particolarmente valido per gruppi a rischio come donne in gravidanza, bambini e anziani.

Glossario

Ipercalcemia

Un disturbo metabolico in cui il livello di calcio nel sangue è patologicamente elevato. Può essere causato oltre che da sovradosaggio di vitamina D anche da tumori o disturbi ormonali.

Nefrocalcinosi

Depositi patologici di sali di calcio nel tessuto renale. Può anche essere di origine genetica o causata da altri disturbi metabolici.

Poliuria

Aumento patologico della produzione di urina di oltre 3 litri al giorno. Si verifica anche in altre malattie come il diabete.

2. 2. 3. Monitoraggio dei livelli di vitamina D

Il monitoraggio regolare dei livelli di vitamina D è fondamentale per la sicurezza terapeutica e il successo del trattamento in caso di supplementazione ad alto dosaggio. Un monitoraggio sistematico consente un'ottimale regolazione della dose e minimizza i potenziali rischi. Dopo l'inizio di una terapia ad alto dosaggio o dopo ogni modifica della dose, il primo controllo dovrebbe avvenire dopo tre mesi [s122]. Questo dà al corpo il tempo necessario per raggiungere un nuovo stato di equilibrio. Un esempio pratico: se un paziente inizia una terapia ad alto dosaggio di vitamina D3 a gennaio, il primo controllo dovrebbe avvenire ad aprile. Oltre al livello di vitamina D (25-OHD), è necessario monitorare altri parametri di laboratorio importanti. Questi includono i valori di calcio, fosforo e albumina [s122]. Questi valori forniscono indicazioni importanti su possibili effetti collaterali o cambiamenti metabolici. Un modulo di documentazione che registra cronologicamente tutti i valori misurati aiuta a riconoscere precocemente le tendenze. Per il monitoraggio a lungo termine, si è dimostrato efficace uno schema di controllo stagionale: una misurazione in primavera mostra i valori più bassi dopo l'inverno, mentre una misurazione autunnale riflette i valori più alti dopo l'estate [s123]. La dose di supplementazione può quindi essere adeguatamente regolata. Ad esempio, la dose potrebbe essere aumentata in inverno e ridotta in estate.

Nei pazienti con malattia renale cronica (CKD) si applicano intervalli di monitoraggio specifici [s124]:
- CKD stadio G3a-G3b: calcio e fosfato ogni 6-12 mesi
- CKD stadio G4: calcio e fosfato ogni 3-6 mesi, PTH ogni 6-12 mesi
- CKD stadio G5: calcio e fosfato ogni 1-3 mesi, PTH ogni 3-6 mesi

Controlli particolarmente ravvicinati sono necessari per i pazienti ad alto rischio, come nel caso di sindromi da malassorbimento o insufficienza renale [s125]. In questi casi, il monitoraggio dovrebbe essere effettuato da uno specialista. Un calendario di monitoraggio che contiene tutte le date di controllo imminenti può aiutare i pazienti a non perdere esami importanti.

Dopo una terapia d'urto con dosi molto elevate di vitamina D, è necessario seguire un protocollo di monitoraggio specifico [s126]:

- Controllo del calcio sierico dopo 1-2 settimane
- Misurazione della vitamina D dopo 1 mese
- Controllo completo dopo 3 mesi

Le decisioni terapeutiche non dovrebbero mai essere basate su singoli valori di laboratorio, ma dovrebbero sempre considerare le tendenze e tutti i parametri disponibili [s124]. Un esempio: se il livello di vitamina D è nel range target, ma il calcio sierico continua ad aumentare, potrebbe essere necessaria una riduzione della dose.

Raccomandazioni pratiche per i pazienti:

- Tenere un "diario della vitamina D" con tutte le assunzioni e i valori misurati
- Utilizzare le funzioni di promemoria nel proprio smartphone per le date di controllo
- Informarsi sui sintomi tipici di un sovradosaggio
- Portare a ogni visita medica un riepilogo aggiornato dei propri valori misurati

Se il livello di 25-OHD rimane sotto 30 ng/mL nonostante due terapie d'urto, è indicata una valutazione endocrinologica [s122]. Questo potrebbe indicare disturbi metabolici sottostanti o problemi di assorbimento.

Glossario

PTH

Paratormone - un ormone delle ghiandole paratiroidi che regola il metabolismo di calcio e fosforo

Sindrome da malassorbimento

Un gruppo di malattie in cui l'assorbimento dei nutrienti nell'intestino è compromesso, il che può portare a carenze

Terapia d'urto

Un trattamento a breve termine con dosi molto elevate di un farmaco per ottenere rapidamente un effetto terapeutico

endocrinologico

Si riferisce alla specializzazione medica che si occupa degli ormoni e degli organi che producono ormoni

2. 2. 4. Possibili interazioni con farmaci

In caso di supplementazione ad alto dosaggio di vitamina D3, è necessario prestare attenzione a diverse interazioni con i farmaci, poiché queste possono influenzare l'efficacia della terapia o portare a effetti collaterali indesiderati. È quindi essenziale una stretta collaborazione tra il medico curante e il paziente. Particolarmente rilevanti sono le interazioni con induttori enzimatici, che possono influenzare il metabolismo della vitamina D [s127]. Questo riguarda ad esempio gli antiepilettici come carbamazepina, fenitoina e oxcarbazepina. Un paziente che assume questi farmaci potrebbe necessitare di una dose di vitamina D3 più alta per raggiungere livelli terapeutici. I medici curanti dovrebbero monitorare più attentamente i livelli di vitamina D in tali casi. Anche durante l'assunzione simultanea di farmaci per l'HIV, in particolare inibitori della proteasi e inibitori non nucleosidici della trascrittasi inversa, possono verificarsi cambiamenti significativi nei livelli plasmatici [s127]. Un esempio pratico: un paziente HIV positivo in terapia antiretrovirale dovrebbe coordinare attentamente la sua supplementazione di vitamina D3 con il medico curante e sottoporsi a controlli regolari dei livelli. Quando si assumono preparati vegetali, è necessaria particolare cautela. Ad esempio, l'iperico può agire come induttore enzimatico accelerando il metabolismo della vitamina D3 [s127]. Pertanto, i pazienti dovrebbero discutere tutti i supplementi e i preparati vegetali con il proprio medico. Le interazioni tra vitamina D3 e farmaci ipolipemizzanti meritano particolare attenzione. Alte dosi di vitamina D3 possono ridurre l'efficacia di alcuni statine [s128]. Un consiglio pratico: assumere vitamina D3 e farmaci ipolipemizzanti a diverse ore del giorno per minimizzare le possibili interazioni. Per i pazienti che assumono anticoagulanti, è importante prestare attenzione all'equilibrio della vitamina K. Sebbene la vitamina D3 non interagisca direttamente con anticoagulanti, un'assunzione alterata di vitamina K può influenzare l'azione degli anticoagulanti [s128].

Raccomandazioni pratiche per i pazienti in terapia ad alto dosaggio di vitamina D3:

- Tenere un elenco completo di tutti i farmaci assunti, compresi i preparati vegetali
- Informare tutti i medici curanti sulla terapia ad alto dosaggio di vitamina D3
- Rispettare gli orari di assunzione stabiliti, specialmente in caso di interazioni note
- Documentare sintomi o effetti collaterali insoliti
- Evitare aggiustamenti di dose autonomi

L'etichettatura dei preparati ad alto dosaggio di vitamina D3 contiene avvertenze importanti sulle possibili interazioni [s129]. Queste informazioni dovrebbero essere lette e considerate con attenzione. Un piano di trattamento strutturato, che tenga conto di tutti gli orari di assunzione e delle potenziali interazioni, può aiutare a migliorare la sicurezza della terapia. In caso di regimi farmacologici complessi, specialmente per pazienti anziani o con più patologie, è consigliabile una consulenza farmaceutica. Il farmacista può identificare potenziali interazioni e fornire raccomandazioni pratiche per la tempistica dell'assunzione. La revisione regolare della terapia da parte del medico curante è essenziale, poiché le interazioni spesso si manifestano solo nel corso della terapia. Anche i farmaci da banco e i supplementi alimentari dovrebbero essere considerati, poiché anche questi possono influenzare il metabolismo della vitamina D.

Glossario

Anticoagulante

Farmaci che inibiscono la coagulazione del sangue e vengono utilizzati per prevenire trombosi

Induttore enzimatico

Una sostanza che aumenta la formazione di determinati enzimi nel fegato e può accelerare il metabolismo dei farmaci

Inibitore della proteasi

Farmaci che bloccano determinati enzimi (proteasi) e vengono utilizzati principalmente nella terapia per l'HIV

Statina

Farmaci per abbassare i livelli di colesterolo inibendo un determinato enzima nel fegato

Riepilogo - 2. 2. Supplementazione ad alto dosaggio di vitamina D3

- Il 50% dei bambini statunitensi tra 1 e 5 anni e il 70% dei bambini tra 6 e 11 anni presentano una carenza di vitamina D.
- I pazienti con morbo di Crohn necessitano spesso di tre o quattro volte la dose abituale di integrazione.
- Dopo interventi bariatrici, si raccomandano almeno 3000 UI al giorno per un valore target di 28 ng/mL.
- In caso di ipercalcemia da sovradosaggio, il rischio è di 4 casi ogni 1000 persone con 3200-4000 UI al giorno.
- Il limite superiore di assunzione sicura per i bambini di 1-10 anni è di 50 microgrammi al giorno.
- Un livello di 25-idrossivitamina D superiore a 125 nmol/L è considerato troppo alto.
- Dopo l'inizio della terapia o l'adattamento della dose, il primo controllo dovrebbe avvenire dopo tre mesi.
- In caso di malattia renale cronica stadio G5, è necessario controllare calcio e fosfato ogni 1-3 mesi.
- Dopo una terapia d'urto, il calcio sierico deve essere controllato dopo 1-2 settimane.
- Antiepilettici come il carbamazepina possono influenzare il metabolismo della vitamina D attraverso l'induzione enzimatica.
- I farmaci per l'HIV, in particolare gli inibitori della proteasi, possono modificare significativamente i livelli plasmatici di vitamina D.
- L'iperico accelera, come induttore enzimatico, il metabolismo della vitamina D3.

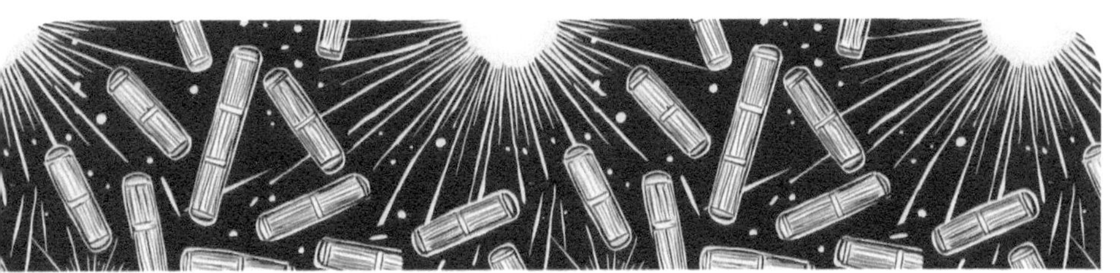

2. 3. Forme di assunzione e tempistica

Il corretto assunzione di vitamina D3 solleva per molte persone domande fondamentali: quale forma di somministrazione è la più adatta? Qual è il momento ottimale per l'assunzione? Il supplemento dovrebbe essere assunto con o senza pasto? E quale ruolo gioca la combinazione con altri nutrienti come la vitamina K2? La scelta della forma di assunzione adeguata e del giusto tempismo può avere un impatto significativo sull'efficacia della supplementazione di vitamina D3. Non solo le preferenze personali giocano un ruolo, ma anche le evidenze scientifiche sulla biodisponibilità delle diverse forme di somministrazione e sull'assorbimento ottimale nel corpo. Le sezioni seguenti offrono risposte basate su evidenze a queste importanti domande e mostrano modi pratici per ottimizzare la vostra supplementazione di vitamina D3.

„La vitamina D3 può avere effetti positivi sui livelli corporei anche due anni dopo l'assunzione.“

2. 3. 1. Compresse, capsule e gocce

La vitamina D3 è disponibile in diverse forme di somministrazione, ognuna delle quali presenta specifici vantaggi e svantaggi [s130]. Le forme più comunemente utilizzate sono compresse, capsule e gocce, con la forma D3 (colecalciferolo) preferita per la sua assorbimento più efficiente nell'intestino tenue [s131]. Le soluzioni oleose in gocce mostrano una bioverfuegbarkeit particolarmente elevata rispetto alle forme solide [s131]. Questo le rende particolarmente interessanti per le persone con disturbi di assorbimento o problemi digestivi. Un consiglio pratico per l'assunzione di gocce di vitamina D3: versarle direttamente su un cucchiaio e assumerle preferibilmente durante un pasto ricco di grassi, poiché ciò migliora ulteriormente l'assorbimento. Le capsule molli rappresentano un'altra opzione popolare, poiché contengono già la vitamina D3 in una soluzione oleosa. Sono particolarmente pratiche per chi è in movimento e consentono una dosaggio preciso. Per le persone con difficoltà a deglutire, le capsule possono anche essere forate con cautela e il contenuto estratto. Un'innovativa evoluzione sono i film orodispersibili (ODFs), che si sciolgono rapidamente in bocca e non richiedono acqua per l'assunzione [s131]. Questa forma è particolarmente adatta per bambini e anziani, poiché è facile da assumere e ha una buona accettazione. La rapida dissoluzione in bocca porta anche a un rilascio più veloce del principio attivo. Il dosaggio varia a seconda dell'età e delle esigenze individuali. Mentre per la maggior parte degli adulti sani una dose giornaliera di 600 UI è sufficiente, le persone oltre i 70 anni necessitano di circa 800 UI al giorno [s132]. I neonati dovrebbero ricevere tra 200 e 400 UI nel primo anno di vita [s132]. Un aspetto pratico della supplementazione di vitamina D3 è la possibilità di assunzione settimanale o mensile, poiché il principio attivo si accumula nel tessuto adiposo e viene rilasciato secondo necessità [s131]. Per le persone con problemi di assorbimento dei grassi, intolleranza al lattosio o allergie al latte, la supplementazione è particolarmente importante [s132]. In questi casi, si consiglia l'uso di gocce o capsule molli speciali che garantiscono un'assorbimento ottimale. Nella scelta della forma di somministrazione appropriata, è importante considerare fattori individuali come la capacità di deglutire, le preferenze e eventuali malattie concomitanti. Un consiglio pratico è integrare l'assunzione nella routine quotidiana, ad esempio durante la colazione o la cena, per non dimenticare l'assunzione regolare. La conservazione dei preparati deve avvenire in un luogo fresco, asciutto e al riparo dalla luce. In particolare per le gocce, è importante prestare attenzione alla scadenza limitata dopo l'apertura. Un consiglio pratico: segnare la data di apertura sulla bottiglia per tenere sotto controllo la scadenza. La vitamina D3 viene inizialmente immagazzinata nelle cellule adipose dopo l'assunzione e rimane inattiva fino a quando il corpo ne ha bisogno [s132]. L'attivazione avviene tramite idrossilazione nel fegato e nei reni [s132], garantendo un apporto continuo, anche se l'assunzione non avviene quotidianamente.

Glossario

Disturbo di assorbimento
Compromissione dell'assorbimento dei nutrienti nel tratto digestivo, spesso causata da malattie intestinali

Orodispersibile
Una forma farmaceutica che si scioglie in bocca senza aggiunta di acqua e può essere assorbita attraverso la mucosa orale

Idrossilazione
Processo chimico in cui un gruppo idrossile (OH) viene attaccato a una molecola, importante per l'attivazione delle vitamine

2. 3. 2. Momento ottimale per l'assunzione

La scelta del momento ottimale per l'assunzione di vitamina D3 dipende sia da aspetti stagionali che da quelli legati all'orario della giornata. In particolare, nei mesi autunnali e invernali si raccomanda una supplementazione regolare, poiché in questo periodo la produzione naturale di vitamina D da parte del corpo, grazie alla luce solare, è notevolmente ridotta [s133]. Per la maggior parte delle persone, una supplementazione durante tutto l'anno è sensata, specialmente se si trascorre poco tempo all'aperto. La raccomandazione è di una dose giornaliera di 10 microgrammi (400 UI) per adulti e bambini oltre i 4 anni [s133]. Un approccio pratico è integrare l'assunzione nella routine mattutina, poiché ciò supporta il ritmo biologico naturale. Ad esempio, impostate una sveglia sul vostro smartphone che vi ricordi quotidianamente di assumere il supplemento alla stessa ora. Particolare attenzione merita l'adattamento stagionale della supplementazione. Mentre da fine marzo a fine settembre la maggior parte delle persone può soddisfare il proprio fabbisogno di vitamina D attraverso la luce solare e l'alimentazione, nei mesi più bui è importante una supplementazione costante [s133]. Per gli atleti e le persone che vivono in latitudini più elevate, il periodo invernale è particolarmente critico. Dovrebbero prestare particolare attenzione alla loro supplementazione in questo periodo [s134]. Un consiglio pratico per l'adattamento della dose: tenete un semplice "diario del sole", in cui documentate la vostra esposizione quotidiana alla luce solare. Questo vi aiuterà a valutare meglio la necessità della supplementazione. Le persone che lavorano a turni o che trascorrono la maggior parte del tempo al chiuso dovrebbero continuare a supplementare anche in estate. Per alcune categorie di popolazione, ci sono raccomandazioni specifiche. Le donne in gravidanza e in allattamento dovrebbero prestare particolare attenzione a un'adeguata assunzione durante i mesi invernali [s133]. I bambini di età compresa tra 1 e 4 anni necessitano di un'assunzione giornaliera di 10 microgrammi di vitamina D durante tutto l'anno [s133]. In questo caso, è consigliabile associare l'assunzione di vitamina D a un pasto fisso, come la colazione. Per applicazioni terapeutiche, come ad esempio per supportare la guarigione, dosi più elevate come 5000 UI al giorno per un periodo definito di circa due settimane possono essere utili [s135]. Tuttavia, tali dosi più elevate dovrebbero essere assunte solo dopo consultazione con un professionista medico. Un altro aspetto pratico è la coordinazione dell'assunzione di vitamina D con altri supplementi o farmaci. Create un piano di assunzione chiaro se state assumendo più preparati. La vitamina D3 può essere assunta, ad esempio, a colazione, idealmente insieme a un pasto ricco di grassi. Per le persone con routine giornaliere irregolari, può essere utile collegare l'assunzione di vitamina D a un'altra routine quotidiana, come lavarsi i denti o prendere il caffè al mattino. Stabilite orari realistici per l'assunzione e rimanete flessibili: è più importante assumere regolarmente il supplemento piuttosto che rispettare un orario esatto. Tenete anche presente l'importanza della pianificazione a lungo termine: all'inizio della stagione autunnale/invernale, assicuratevi di avere una scorta sufficiente di vitamina D3. In questo modo eviterete lacune nell'assunzione a causa di acquisti dimenticati. Un consiglio pratico è impostare un promemoria nel calendario quando la scorta sta per esaurirsi.

2. 3. 3. Assunzione con o senza pasti

L'assunzione di vitamina D3 in relazione ai pasti gioca un ruolo importante per l'assorbimento ottimale nel corpo. Interessantemente, studi recenti mostrano che un pasto a basso contenuto di grassi promuove l'assorbimento della vitamina D3 più di un pasto ad alto contenuto di grassi o l'assunzione senza cibo [s136]. Questo contraddice l'idea prevalente per lungo tempo che un pasto il più grasso possibile fosse l'opzione migliore. In particolare, le ricerche hanno dimostrato che i livelli di vitamina D3 aumentano significativamente entro 12 ore dall'assunzione con un pasto a basso contenuto di grassi rispetto ad altre modalità di assunzione [s136]. Un esempio pratico di un pasto a basso contenuto di grassi potrebbe essere una colazione leggera con pane integrale, affettato magro e un po' di verdura. Evitare componenti molto grassi come burro, formaggio o salumi ad alto contenuto di grassi. Le raccomandazioni per l'assunzione possono variare a seconda del preparato. Mentre alcune forme come il citrato di calcio possono essere assunte in modo flessibile con o senza pasti, altri preparati come il carbonato di calcio dovrebbero essere preferibilmente assunti durante un pasto [s137]. Questo sottolinea l'importanza di leggere attentamente il foglietto illustrativo o di consultare un medico o un farmacista. Per monitorare l'efficacia della supplementazione, è consigliabile far determinare il livello di vitamina D prima di iniziare l'assunzione e effettuare un controllo dopo circa tre mesi [s138]. Questo consente un adattamento individuale del dosaggio e del regime di assunzione. Un consiglio pratico: tenere un calendario in cui documentare sia l'assunzione regolare che le date per le analisi del sangue. Per una pratica attuazione nella vita quotidiana, è consigliabile collegare l'assunzione di vitamina D3 a un pasto regolare. Scegliere ad esempio la colazione o il pranzo come momento fisso per l'assunzione. Preparare la porzione per la settimana successiva in un dosatore di pillole e posizionarlo in modo visibile accanto al proprio posto a tavola. Quando si assumono più integratori o farmaci, è importante prestare attenzione a possibili interazioni. Creare un piano di assunzione chiaro che consideri gli intervalli ottimali tra i vari preparati. Può essere utile anche una funzione di promemoria sullo smartphone che ricordi l'assunzione al momento giusto. Per le persone con orari di pasti irregolari, come nel lavoro a turni, è particolarmente importante sviluppare una routine praticabile. Un'opzione potrebbe essere quella di assumere il preparato di vitamina D3 sempre con il primo pasto principale della giornata, indipendentemente dall'orario. È importante che il pasto non sia troppo grasso per garantire un assorbimento ottimale. La regolarità dell'assunzione è più importante del momento esatto. Pertanto, sviluppare una routine che si adatti al proprio programma quotidiano. Se ad esempio si salta spesso la colazione, il pranzo potrebbe essere il momento migliore per l'assunzione. L'importante è assumere il preparato regolarmente e in relazione a un pasto adeguato.

2. 3. 4. Combinazione con la vitamina K2

La combinazione di vitamina D3 con vitamina K2 sta guadagnando sempre più importanza nella moderna integrazione. Studi scientifici dimostrano che queste due vitamine agiscono sinergicamente e si supportano reciprocamente nella loro funzionalità [s139]. Particolarmente importante è il ruolo della vitamina K2, considerata un fattore cruciale per indirizzare il calcio nelle ossa e prevenire al contempo depositi indesiderati nelle arterie [s140]. Assumere vitamina D3 ad alta dose senza un'adeguata fornitura di K2 può comportare rischi per la salute [s140]. Un approccio pratico è quindi l'uso di preparati combinati che contengono entrambe le vitamine in un rapporto equilibrato. Questi sono disponibili sia in forma di compresse che liquida [s141]. Per una massima efficacia, una dose giornaliera di almeno 90 microgrammi di vitamina K2 si è dimostrata efficace, in particolare per le donne postmenopausali per ridurre la perdita ossea [s142]. Un consiglio pratico per la vita quotidiana: quando acquisti integratori di vitamina D3, assicurati che siano già arricchiti con K2, oppure integra la tua supplementazione di conseguenza. Particolarmente interessanti sono i risultati della ricerca sui pazienti diabetici. L'assunzione combinata di entrambe le vitamine ha portato a un miglioramento significativo dei livelli di zucchero nel sangue e della sensibilità all'insulina [s143]. Pertanto, per i diabetici è consigliabile discutere la supplementazione con il medico curante e, se necessario, monitorare più frequentemente i livelli di zucchero nel sangue. La combinazione di vitamina K2 con calcio e vitamina D3 mostra effetti particolarmente positivi sulla densità ossea della colonna vertebrale lombare [s144]. Un approccio pratico sarebbe quello di collegare la supplementazione a una colazione ricca di calcio. Ad esempio, si potrebbero assumere le vitamine con un muesli contenente mandorle e latte vegetale arricchito di calcio. Per la salute a lungo termine delle ossa e del sistema cardiovascolare, la combinazione equilibrata di entrambe le vitamine è di grande importanza [s140]. Non ci sono rischi noti nell'assunzione simultanea - al contrario, la combinazione è considerata addirittura più sicura rispetto all'assunzione isolata di vitamina D3 [s141]. Un consiglio pratico per l'attuazione: crea un piano di supplementazione che consideri entrambe le vitamine. Utilizza ad esempio un dispenser settimanale per pillole e combina l'assunzione con un pasto fisso. Documenta inoltre la tua assunzione e eventuali cambiamenti in un diario della salute. Per le persone a rischio elevato di osteoporosi o malattie cardiovascolari, la supplementazione combinata è particolarmente rilevante [s140]. Un approccio pratico sarebbe quello di effettuare regolari misurazioni della densità ossea e adattare la supplementazione di conseguenza. La scelta della forma giusta di K2 è anch'essa importante, poiché diverse forme presentano diverse emivite nel corpo [s140]. È consigliabile farsi consigliare da un esperto di nutrizione o da un medico che possa considerare la tua situazione individuale. Per un'assunzione ottimale di entrambe le vitamine, è consigliabile assumerle insieme a un pasto leggero e non troppo grasso. Un esempio pratico sarebbe una colazione leggera con pane integrale e proteine magre, integrata con alimenti ricchi di vitamina K2 come i prodotti fermentati.

Glossario

sinergico

Descrive l'interazione di vari fattori, in cui l'effetto complessivo è maggiore della somma degli effetti individuali - come due musicisti che suonano meglio insieme che da soli

2. 3. 5. Conservazione e durata dei preparati

La corretta conservazione dei preparati di vitamina D3 è fondamentale per la loro efficacia e durata. Studi scientifici dimostrano che la stabilità della vitamina è influenzata da vari fattori ambientali [s145]. È particolarmente importante proteggerla dalla luce solare diretta, dal calore e dall'umidità. I preparati liquidi di vitamina D3 richiedono particolare attenzione nella conservazione. In soluzioni acquose, la vitamina D3 è molto instabile: in acqua distillata, la concentrazione scende già dopo un giorno di conservazione a temperatura ambiente a meno del 10% del contenuto originale [s145]. Un consiglio pratico: conservare i preparati in gocce in frigorifero dopo l'apertura e annotare la data di apertura sulla bottiglia. La stabilità chimica della vitamina D3 è fortemente influenzata dal pH. La vitamina è più stabile a un pH superiore a 5, mentre in condizioni acide (pH 1-4) si degrada rapidamente [s145]. Nella pratica, ciò significa: evitare di assumere i preparati di vitamina D3 insieme a bevande acide come i succhi di frutta. Per i preparati liquidi soggetti a prescrizione, i produttori garantiscono, attraverso un sovradosaggio, che il contenuto attivo rimanga superiore al 90% del valore dichiarato per almeno un anno a 25°C e quattro mesi a 40°C [s146]. Pertanto, per la conservazione domestica, è consigliabile un luogo fresco con temperatura costante, come un armadietto dei medicinali in camera da letto. L'esposizione all'ossigeno riduce significativamente la stabilità della vitamina D3 [s145]. Un consiglio pratico: richiudere i preparati subito dopo ogni utilizzo e evitare di aprire frequentemente il contenitore. Per le bottiglie di gocce, è consigliabile conservarle a testa in giù, in modo che il tappo dosatore rimanga bagnato e non si secchi. È interessante notare che la vitamina D3 può ancora avere effetti positivi sui livelli corporei anche due anni dopo l'assunzione [s147]. Ciò sottolinea l'importanza di una corretta conservazione per garantire questo effetto a lungo termine. Per l'organizzazione in casa, è utile seguire un approccio "First-in-First-out": posizionare le nuove confezioni sul retro e quelle più vecchie davanti. La presenza di determinati ioni metallici come ferro(II), rame(I) e rame(II) accelera la degradazione della vitamina D3, con il ferro(II) che ha l'effetto negativo più forte [s145]. Conseguenza pratica: non conservare i preparati di vitamina D3 insieme a integratori contenenti ferro e evitare contenitori di stoccaggio metallici. Per la misurazione dello stato della vitamina D nel corpo, è rassicurante sapere che 25(OH)D è molto stabile in condizioni di laboratorio comuni: 4 ore a temperatura ambiente, 24 ore a 2-8°C, 7 giorni a -20°C e persino 3 mesi a -80°C [s148]. Per i pazienti, ciò significa che i campioni di sangue forniscono risultati affidabili anche durante trasporti prolungati. Un sistema pratico per monitorare la durata: creare una semplice tabella con tutti i preparati di vitamina D3 in casa, annotando la data di acquisto, la data di apertura e la data di scadenza. Controllare mensilmente le voci e smaltire correttamente i preparati scaduti.

Glossario

pH

Una misura della concentrazione di ioni idrogeno in una soluzione, indicata su una scala da 0 (molto acido) a 14 (molto basico), con 7 che è neutro

Riepilogo - 2. 3. Forme di assunzione e tempistica

- Le soluzioni oleose di gocce mostrano la massima biodisponibilità per la vitamina D3
- I film orodispersibili si sciolgono rapidamente in bocca e consentono un rilascio rapido del principio attivo
- L'attivazione della vitamina D3 avviene attraverso l'idrossilazione nel fegato e nei reni
- Contrariamente a quanto si pensava in precedenza, un pasto a basso contenuto di grassi favorisce maggiormente l'assorbimento rispetto a uno ad alto contenuto di grassi
- I livelli di vitamina D3 aumentano significativamente entro 12 ore dopo l'assunzione con un pasto a basso contenuto di grassi
- La combinazione di D3 con K2 previene depositi indesiderati di calcio nelle arterie
- 90 microgrammi di vitamina K2 al giorno riducono dimostrabilmente la perdita ossea nelle donne postmenopausali
- La combinazione D3/K2 migliora i valori di zucchero nel sangue e la sensibilità all'insulina nei diabetici
- Nelle soluzioni acquose, la concentrazione di D3 scende sotto il 10% dopo un giorno a temperatura ambiente
- La vitamina D3 è più stabile a pH superiori a 5
- Gli ioni di ferro (II) accelerano maggiormente la degradazione della vitamina D3
- 25(OH)D rimane stabile per 7 giorni a -20°C e per 3 mesi a -80°C

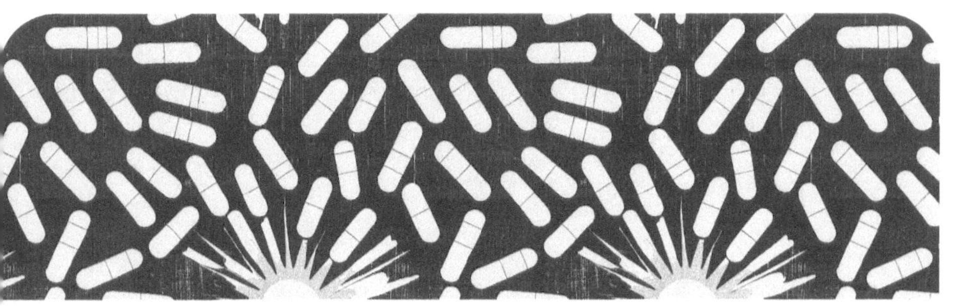

Revisione - 2. Dosaggio e applicazione della vitamina D3

- Il dosaggio giornaliero raccomandato per gli adulti tra i 19 e i 70 anni è di 600 UI, mentre per coloro che hanno più di 71 anni aumenta a 800 UI.
- Ricerche più recenti raccomandano dosi più elevate di 1500-2000 UI per un livello ottimale di 25-idrossivitamina D di almeno 30 ng/mL.
- Il limite superiore di assunzione sicura è di 4000 UI al giorno, con studi che dimostrano che anche 5000 UI non causano effetti collaterali gravi.
- In caso di sindromi da malassorbimento e dopo interventi bariatrici, si raccomandano almeno 3000 UI al giorno.
- Un'integrazione ad alto dosaggio di vitamina D3 senza un'adeguata fornitura di K2 può comportare rischi per la salute.
- La combinazione con vitamina K2 (almeno 90 microgrammi al giorno) è particolarmente efficace nella riduzione della perdita ossea nelle donne in postmenopausa.
- In soluzioni acquose, la vitamina D3 è molto instabile: la concentrazione scende già dopo un giorno a temperatura ambiente a meno del 10%.
- La stabilità chimica è fortemente influenzata dal pH, con la vitamina D3 più stabile a un pH superiore a 5.
- La vitamina D3 può ancora avere effetti positivi sui livelli corporei anche due anni dopo l'assunzione.
- La presenza di ioni metallici come ferro(II), rame(I) e rame(II) accelera la degradazione della vitamina D3.
- Sebbene questi fatti siano essenziali per il corretto dosaggio e utilizzo, sollevano la interessante domanda su quali concreti benefici per la salute offra effettivamente un'adeguata fornitura di vitamina D3.

3. Effetti e benefici dell'integrazione di vitamina D3

Le conseguenze e i vantaggi di un'adeguata fornitura di vitamina D3 si estendono ben oltre il classico metabolismo osseo. Mentre l'importanza fondamentale per ossa sane è nota da tempo, la ricerca attuale dimostra sempre più chiaramente quanto profondamente questa vitamina influisca sulla nostra salute. Ma quali meccanismi sono alla base della sua vasta gamma di effetti? In che modo la vitamina D3 supporta il nostro sistema immunitario nella difesa contro i patogeni? Negli ultimi anni, la scienza ha rivelato sorprendenti correlazioni tra i livelli di vitamina D3 e la funzione di vari sistemi organici. Dalla modulazione della risposta immunitaria alla regolazione dei processi infiammatori - le scoperte sollevano nuove domande: quale ruolo gioca la vitamina D3 nella prevenzione delle malattie autoimmuni? Come può essere utilizzato terapeuticamente il suo effetto immunomodulatore? I seguenti paragrafi illuminano le basi scientifiche e gli aspetti pratici della supplementazione di vitamina D3. Mostrano come questa affascinante vitamina influisca sulla nostra salute a livello molecolare e quali vantaggi concreti offre un'adeguata fornitura.

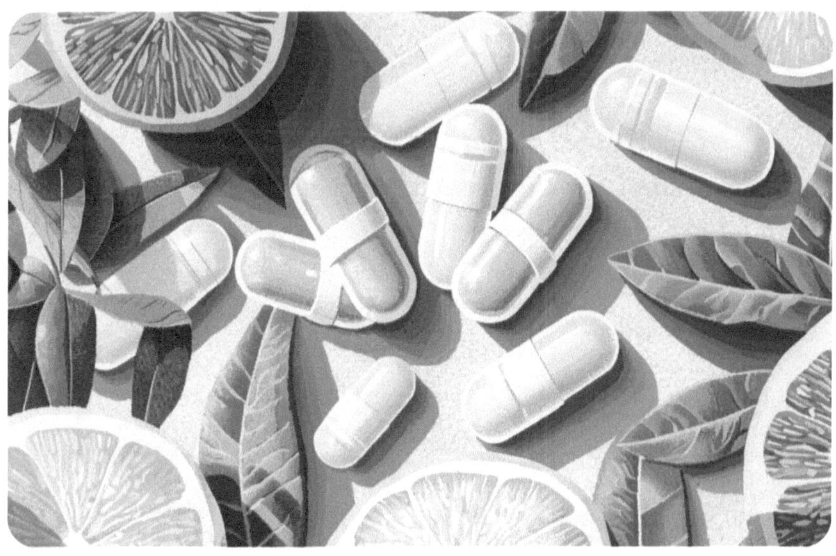

3. 1. Salute delle ossa e prevenzione dell'osteoporosi

L'importanza di ossa sane per la nostra qualità della vita diventa spesso evidente solo quando si presentano problemi. Ma come si sviluppa effettivamente la forza ossea nel corso della nostra vita? Quale ruolo gioca la vitamina D3 nel mantenimento della salute delle ossa e perché è particolarmente importante garantirne un'adeguata fornitura durante l'infanzia? La ricerca degli ultimi decenni ha dimostrato che la salute ossea dipende da un complesso intreccio di vari fattori. Si pone quindi la questione di come possiamo mantenere le nostre ossa sane fino in età avanzata attraverso misure mirate. Quali strategie preventive sono scientificamente comprovate e come possono essere integrate nella vita quotidiana? I seguenti paragrafi illuminano i meccanismi affascinanti del rafforzamento osseo e mostrano come la vitamina D3, insieme ad altri nutrienti, supporti in modo sostenibile la nostra salute ossea.

> *„La massima densità ossea si raggiunge tra i 25 e i 35 anni di età."*

3. 1. 1. Meccanismo di rafforzamento osseo

L'osso umano è un tessuto sorprendentemente dinamico, che si trova in un processo continuo di rinnovamento [s149]. Questo complesso meccanismo di rafforzamento osseo si basa sull'interazione equilibrata di diversi tipi di cellule e processi metabolici, che si incastrano come un orologio preciso. Al centro di questo processo ci sono due attori principali: gli osteoblasti, che costruiscono osso, e gli osteoclasti, che degradano l'osso [s150]. Immaginate queste cellule come un team di operai: mentre gli osteoblasti costruiscono nuovo materiale osseo, gli osteoclasti rimuovono tessuti vecchi o danneggiati. Questo equilibrio è cruciale per la salute delle nostre ossa. La massima densità ossea si raggiunge tra i 25 e i 35 anni [s151]. Questo sottolinea l'importanza di investire nella salute ossea già in giovane età. Un consiglio pratico: chi pratica regolarmente sport e segue una dieta equilibrata in questa fase della vita, in un certo senso, crea un "conto osseo" per gli anni futuri. Il calcio gioca un ruolo chiave come mattoncino per ossa sane [s152]. È interessante notare che il nostro corpo assorbe solo il 15-20% del calcio assunto [s151]. Per ottimizzare questo assorbimento, la vitamina D3 è essenziale. Funziona come una chiave che apre la porta a un miglior assorbimento del calcio. Un consiglio pratico per la vita quotidiana: combinare alimenti ricchi di calcio con una breve passeggiata al sole, poiché il nostro corpo può produrre vitamina D3 attraverso la luce solare [s153]. La vitamina K completa perfettamente questo meccanismo, aumentando la densità ossea e riducendo il rischio di fratture [s154]. Attiva proteine speciali come osteocalcina, che sono indispensabili per la mineralizzazione ossea. Nella pratica, ciò significa che una dieta ricca di verdure a foglia verde, che contengono molta vitamina K, supporta attivamente la salute delle ossa.

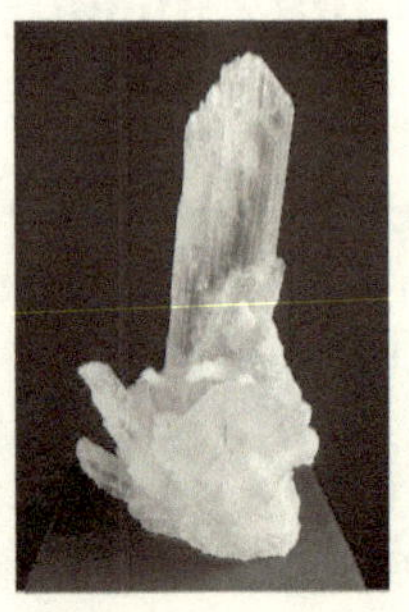

Calcio [i10]

Il recettore della vitamina D (VDR) gioca un ruolo centrale nella regolazione genica per il metabolismo di calcio e fosfato [s155]. È come un direttore d'orchestra che coordina l'orchestra delle cellule ossee. Attiva la produzione di osteoprotegerina (OPG) e inibisce RANKL, rallentando così il riassorbimento osseo. Con l'avanzare dell'età, questo delicato meccanismo cambia. La funzione renale diminuisce, il che influisce sull'attivazione della vitamina D [s156]. Allo stesso tempo, l'assorbimento di calcio nell'intestino diminuisce. Un consiglio pratico per le persone anziane: controllare regolarmente i livelli di vitamina D e discutere con il proprio medico di una possibile integrazione. Gli estrogeni giocano un ruolo particolarmente importante per la salute ossea nelle donne [s157]. Dopo la menopausa, quando i livelli di estrogeni diminuiscono, aumenta il rischio di osteoporosi. Uno stile di vita attivo con esercizio regolare può contrastare questo. Esercizi pratici come salire le scale o un moderato allenamento di forza sono misure efficaci per rafforzare le ossa. I processi infiammatori possono accelerare il riassorbimento osseo [s157]. Pertanto, è importante evitare fattori infiammatori come il fumo [s151]. Uno stile di vita equilibrato con sonno sufficiente e gestione dello stress supporta ulteriormente la salute ossea. Per un'ottimale fornitura di vitamina D, gli esperti raccomandano un'esposizione solare sensibile di 5-10 minuti per braccia e gambe o viso, 2-3 volte a settimana [s153]. Questo dovrebbe essere combinato con una dieta equilibrata, ricca di calcio, vitamina D e proteine [s151].

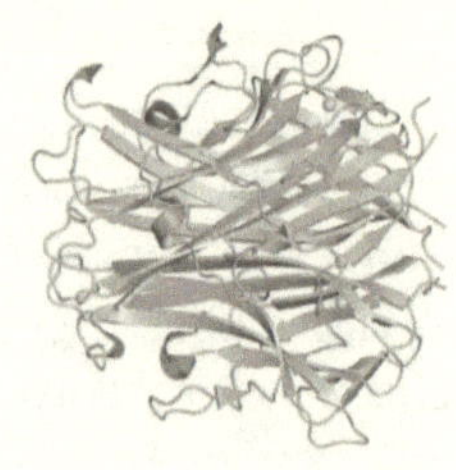

RANKL [i11]

Glossario

Osteoblasto
Cellule ossee specializzate che derivano da cellule staminali e formano nuova sostanza ossea attraverso la produzione di collagene e altre proteine

Osteocalcina
Una proteina prodotta dagli osteoblasti che lega il calcio ed è importante per la formazione di cristalli di idrossiapatite nell'osso

Osteoclasto
Cellule giganti multinucleate che possono dissolvere il tessuto osseo vecchio attraverso l'escrezione di acidi ed enzimi

Osteoprotegerina
Una proteina che agisce come meccanismo di protezione naturale contro il riassorbimento osseo eccessivo bloccando la via di segnalazione RANKL

RANKL
Una molecola di segnalazione che controlla lo sviluppo e l'attivazione delle cellule che degradano l'osso e che, con un'attività aumentata, può portare a perdita ossea

3. 1. 2. Riduzione del rischio di fratture

La riduzione del rischio di fratture richiede un approccio olistico che combina diverse misure preventive. Studi scientifici dimostrano in modo convincente che la supplementazione congiunta di calcio e vitamina D può ridurre il rischio complessivo di fratture del 15% e il rischio specifico di fratture dell'anca addirittura del 30% [s158]. Questa scoperta è particolarmente rilevante per le persone anziane, poiché circa un terzo delle persone oltre i 65 anni cade almeno una volta all'anno, con il 5-6% di queste cadute che può portare a fratture [s159]. Un elemento fondamentale per la prevenzione delle fratture è il monitoraggio regolare dello stato della vitamina D attraverso la misurazione del livello di plasma 25(OH)D [s160]. Questo è particolarmente importante per le persone con un rischio di frattura elevato o con malattie ossee preesistenti. Come orientamento, valori inferiori a 25 nmol/L indicano una carenza, mentre valori compresi tra 25-50 nmol/L sono spesso considerati insufficienti [s160]. Un consiglio pratico per la vita quotidiana: controlla regolarmente i tuoi valori di vitamina D dal medico di famiglia, specialmente nei mesi invernali con poca luce solare. La dose ottimale di vitamina D gioca un ruolo cruciale. Studi mostrano che un'assunzione giornaliera di 800-1000 ie di vitamina D può ridurre il rischio di cadute del 22% [s159]. È interessante notare che l'assunzione quotidiana regolare è più efficace di una terapia ad alta dose sporadica. È importante notare: dosi molto elevate di vitamina D possono paradossalmente aumentare il rischio di cadute e fratture nei primi mesi dopo l'assunzione [s160]. Per le donne in postmenopausa e gli uomini oltre i 50 anni con un rischio elevato di osteoporosi o fratture, è particolarmente importante seguire una dieta equilibrata e ricca di nutrienti [s161]. Un piano alimentare pratico potrebbe includere quotidianamente i seguenti componenti: latticini a basso contenuto di grassi, verdure a foglia verde, pesce grasso e cereali integrali. Un aspetto fondamentale della prevenzione delle fratture è la valutazione sistematica del rischio di caduta [s161]. Questa dovrebbe essere effettuata su tutti i pazienti con osteoporosi o fratture precedenti. Vengono valutati vari fattori di rischio come la vista, la medicazione, l'ambiente domestico e la mobilità. Un consiglio pratico: rimuovi i pericoli di inciampo nella tua casa, come tappeti sciolti o cavi, e assicurati di avere un'illuminazione adeguata. Le linee guida per la prevenzione dell'osteoporosi raccomandano una valutazione completa del rischio per le persone con fattori di rischio clinici per fragilitaetsfrakturen

[s162]. Questo include la misurazione della densità ossea e, se necessario, ulteriori esami. Un'importante indicazione pratica: crea insieme al tuo medico un elenco dei tuoi fattori di rischio personali, come la storia familiare, l'assunzione di farmaci o fratture precedenti [s163]. La prevenzione delle fratture richiede un approccio integrato alla cura [s162]. Questo include, oltre alla terapia farmacologica, programmi di esercizio mirati per migliorare forza e equilibrio. Un programma di esercizi efficace potrebbe consistere in una combinazione di Tai Chi per l'equilibrio, leggeri allenamenti di forza per i muscoli e passeggiate regolari. Una grande meta-analisi con oltre 30.970 partecipanti conferma l'efficacia della supplementazione combinata di minerali e vitamine per la prevenzione delle fratture [s164]. Questa evidenza scientifica sottolinea l'importanza di una strategia di prevenzione olistica che comprenda alimentazione, movimento e, se necessario, supplementazione.

3. 1. 3. Interazione con il Calcio

Il complesso interplay tra calcio e altri nutrienti nel corpo assomiglia a un'orchestra finemente accordata. Il calcio, come minerale più comune nel corpo umano, è conservato al 99% nelle nostre ossa e nei denti [s165]. Tuttavia, l'ottimale utilizzo di questo minerale importante dipende da vari fattori. Il metabolismo del calcio non funziona in modo isolato, ma è il risultato di una collaborazione ben congegnata tra calcio, fosforo, vitamina D e proteine [s165]. Ad esempio, se manca la vitamina D, il corpo reagisce con una produzione aumentata di parathormon (PTH), il che accelera il riassorbimento osseo e aumenta il rischio di osteoporosi [s166]. Un consiglio pratico per la vita quotidiana: quando si assumono integratori di calcio, prestare sempre attenzione a un'adeguata fornitura di vitamina D per garantire un'assimilazione e un utilizzo ottimali. Curiosamente, anche i microrganismi nel nostro intestino giocano un ruolo importante nell'assorbimento del calcio [s167]. La microbiota intestinale influisce, attraverso vari meccanismi, su quanto bene i minerali possano essere assorbiti dagli alimenti. Un fattore importante è l'abbassamento del pH nell'intestino [s167]. Per supportare questi processi naturali, si consiglia di consumare regolarmente prodotti lattiero-caseari fermentati. Questi non solo contengono calcio, ma anche utili probiotici, che hanno dimostrato di ridurre la perdita ossea legata all'età [s168]. L'assunzione esclusiva di integratori di calcio spesso non è sufficiente per la prevenzione dell'osteoporosi e può, in alcuni casi, essere controproducente [s169]. Nuove ricerche mostrano risultati promettenti per la combinazione di calcio con condroitin solfato. Questa combinazione può aumentare la densità ossea e migliorare la concentrazione di calcio, in particolare nel femore [s169]. Un approccio pratico sarebbe garantire l'apporto di calcio attraverso diverse fonti: ad esempio, al mattino uno yogurt naturale con frutti di bosco, a pranzo una porzione di verdure a foglia verde e alla sera un bicchiere di latticello fermentato.

Le interazioni tra batteri intestinali e minerali possono anche influenzare la produzione di ormoni che regolano il metabolismo del calcio [s167]. Un microbioma intestinale sano contribuisce quindi indirettamente alla salute delle ossa. Misure pratiche per promuovere una flora intestinale sana includono:

- Consumo regolare di alimenti fermentati come kefir, yogurt o crauti
- Una dieta ricca di fibre con molte verdure e cereali integrali
- Evitare un consumo eccessivo di zucchero e alcol

I probiotici possono aiutare a migliorare l'equilibrio minerale e prevenire disturbi dei livelli di paratormone [s168]. Un equilibrio sano dei batteri intestinali non solo supporta l'assorbimento del calcio, ma può anche attenuare gli aumenti legati all'età della riassorbimento osseo [s168]. Un consiglio pratico: combinare alimenti ricchi di calcio con prodotti probiotici, ad esempio sotto forma di un muesli con yogurt e noci ricche di calcio. Pertanto, un'adeguata fornitura di calcio è un complesso interplay di vari fattori, in cui oltre all'apporto di calcio puro, anche la salute intestinale, l'apporto di vitamina D e altri nutrienti giocano un ruolo importante. Un approccio olistico alla salute delle ossa dovrebbe considerare tutti questi aspetti.

Glossario

Condroitin solfato
Un componente naturale del tessuto cartilagineo, utilizzato come integratore alimentare. Supporta la formazione e il mantenimento della sostanza cartilaginea.

Microbiota
L'insieme di tutti i microrganismi che colonizzano l'intestino umano. Comprende oltre 100 trilioni di batteri e oltre 1000 specie diverse.

Probiotici
Microrganismi vivi che, in quantità sufficienti, hanno effetti positivi sulla salute. Possono colonizzare l'intestino e supportare l'equilibrio naturale della flora intestinale.

Riassorbimento osseo
La degradazione naturale del tessuto osseo da parte di cellule speciali (osteoclasti). Questo processo è parte del normale rimodellamento osseo, ma può aumentare in caso di disturbi.

3. 1. 4. Prevenzione del rachitismo nei bambini

La prevenzione del rachitismo nei bambini è un importante tema di salute, completamente evitabile attraverso misure mirate [s170]. Questa malattia, che compromette lo sviluppo osseo nei bambini, può essere efficacemente prevenuta con un'adeguata fornitura di vitamina D. Particolarmente importante è la prevenzione già durante la gravidanza. Le future madri dovrebbero assumere quotidianamente 600-1000 UI di vitamina D [s170] [s171]. Questo è paragonabile a una passeggiata di 20-30 minuti in una giornata di sole, esponendo viso e braccia al sole. Un consiglio pratico per le donne in gravidanza: inserire una "passeggiata per la vitamina D" nella propria routine quotidiana, preferibilmente al mattino o nel primo pomeriggio. Per i neonati e i lattanti ci sono raccomandazioni specifiche. I bambini allattati al seno dovrebbero ricevere quotidianamente 400-800 UI di vitamina D nel primo anno di vita [s170] [s171]. Questo è particolarmente importante, poiché il latte materno da solo non contiene sufficiente vitamina D [s172]. Un consiglio pratico per le madri che allattano: posizionare le gocce di vitamina D per il bambino accanto agli utensili per l'allattamento, per non dimenticare la somministrazione quotidiana. Per i lattanti alimentati con latte artificiale, si raccomanda un'integrazione aggiuntiva di 400 UI di vitamina D al giorno [s171]. Questo si aggiunge a quella già presente nel latte per lattanti. I genitori dovrebbero idealmente associare la somministrazione di vitamina D a una routine quotidiana fissa, ad esempio con il biberon del mattino. Per i neonati prematuri ci sono raccomandazioni specifiche: necessitano di 400 UI di vitamina D e 150-220 mg/kg di calcio al giorno [s173]. Questo apporto aumentato è importante, poiché i neonati prematuri sono particolarmente vulnerabili alla carenza di vitamina D. Un consiglio pratico per i genitori di neonati prematuri: tenere un diario alimentare per monitorare l'apporto quotidiano di vitamine e minerali. Con l'aumentare dell'età, cambiano le raccomandazioni. I bambini dai 1 ai 18 anni dovrebbero assumere quotidianamente 600 UI di vitamina D e 600-800 mg di calcio [s173]. Questo può essere supportato da una dieta equilibrata e da un'attività fisica regolare all'aperto. Una proposta concreta: organizzare "tempi di gioco all'aperto", idealmente tra le 10 e le 15, quando l'irradiazione UV è ottimale per la produzione di vitamina D nel corpo. Per i gruppi a rischio, come i bambini con esposizione solare limitata o disturbi di malassorbimento, potrebbero essere necessarie dosi più elevate di 400-

1000 UI di vitamina D al giorno [s173]. In tali casi, è particolarmente importante un monitoraggio regolare dei livelli di vitamina D da parte del pediatra. In caso di carenza di vitamina D già esistente, è necessaria una terapia intensificata. I bambini colpiti necessitano quindi di 2000 UI al giorno o 50.000 UI settimanali per un periodo di 6 settimane [s174]. Successivamente, si procede con una terapia di mantenimento di 1000 UI al giorno. La prevenzione del rachitismo richiede un approccio olistico che consideri alimentazione, integrazione e stile di vita [s170]. I genitori dovrebbero collaborare strettamente con il pediatra e partecipare a controlli regolari. Un consiglio pratico: creare un "calendario di prevenzione" che includa appuntamenti per controlli, integrazione di vitamina D e attività all'aperto regolari.

Glossario

Malassorbimento
Un disturbo dell'assorbimento dei nutrienti nell'intestino, che può avere diverse cause, come la celiachia o le malattie infiammatorie croniche intestinali.

Rachitismo
Una malattia caratterizzata da una carenza di mineralizzazione dell'osso che può portare a deformità dello scheletro. I segni tipici includono gambe a O, gambe a X e uno sviluppo ritardato della fontanella.

Riepilogo - 3. 1. Salute delle ossa e prevenzione dell'osteoporosi

- La massima densità ossea si raggiunge tra i 25 e i 35 anni di età.
- Il corpo assorbe solo il 15-20% del calcio assunto.
- Il recettore della vitamina D (VDR) regola il metabolismo del calcio e del fosfato attraverso la regolazione genica.
- L'osteoprotegerina (OPG) e RANKL sono fattori chiave nel controllo del riassorbimento osseo.
- Un'integrazione combinata di calcio e vitamina D riduce il rischio complessivo di fratture del 15% e il rischio di fratture dell'anca del 30%.
- Circa un terzo delle persone oltre i 65 anni cade almeno una volta all'anno, con il 5-6% di queste cadute che porta a fratture.
- Un'assunzione giornaliera di 800-1000 UI di vitamina D riduce il rischio di cadute del 22%.
- La microbiota intestinale influisce sull'assorbimento dei minerali abbassando il pH nell'intestino.
- Il condroitin solfato in combinazione con il calcio migliora la densità ossea, in particolare nel femore.
- I probiotici possono attenuare gli aumenti della riassorbimento osseo legati all'età.
- I neonati prematuri necessitano di 400 UI di vitamina D e 150-220 mg/kg di calcio al giorno.
- In caso di carenza di vitamina D, è necessaria una terapia intensiva con 2000 UI al giorno o 50.000 UI settimanali per 6 settimane.

3. 2. Sistema immunitario e difesa dalle infezioni

Il ruolo del sistema immunitario nella difesa contro i patogeni è di fondamentale importanza per la nostra salute. Ma in che modo la vitamina D3 supporta esattamente questo complesso sistema di difesa? Quali meccanismi vengono positivamente influenzati da un'adeguata fornitura di vitamina D3? La ricerca degli ultimi anni ha rivelato sorprendenti correlazioni tra lo stato di vitamina D3 e la funzionalità di diverse cellule immunitarie. Dalla potenziamento dell'immunità innata alla modulazione delle cellule T e B, fino alla regolazione dei processi infiammatori: gli effetti della vitamina D3 sul sistema immunitario sono molteplici e complessi. Studi recenti mostrano che un livello ottimale di vitamina D3 non solo può ridurre il rischio di infezioni, ma contribuisce anche in modo significativo alla regolazione delle reazioni immunitarie eccessive. I seguenti paragrafi illuminano i vari meccanismi di questa affascinante interazione tra vitamina D3 e il nostro sistema immunitario.

> *„Studi epidemiologici dimostrano un chiaro legame tra carenza di vitamina D e aumentata suscettibilità alle infezioni, specialmente nelle malattie respiratorie."*

3. 2. 1. Rafforzamento dell'immunità innata

Il rafforzamento dell'immunità innata è un processo complesso, influenzato da vari fattori. In particolare, la vitamina D gioca un ruolo chiave, interagendo direttamente con le cellule immunitarie e ottimizzandone le funzioni [s175]. Questa interazione avviene attraverso specifici recettori della vitamina D sulle cellule immunitarie, che, in caso di adeguato apporto di vitamina D, stimolano la produzione di importanti peptidi antimicrobici come Catelicidina e defensine. Un aspetto particolarmente importante è l'interazione tra la microbiota intestinale e il sistema immunitario [s176]. La flora intestinale produce vitamine B essenziali, indispensabili per la immunoomeostasi. Per supportare questi processi, si consiglia una dieta ricca di fibre con alimenti fermentati come crauti o kefir. Questi favoriscono una flora intestinale sana e, indirettamente, anche il sistema immunitario. La ricerca dimostra che i β-glucani possono fungere da allenatori naturali del sistema immunitario [s177]. Preparano il sistema immunitario a future infezioni, simile a un allenamento preventivo. Questo può essere realizzato attraverso il consumo regolare di funghi come shiitake o funghi ostrica, ricchi di β-glucani. La vitamina C e lo zinco si rivelano partner importanti nella difesa immunitaria [s178]. La vitamina C migliora l'attività delle cellule natural killer e supporta la proliferazione dei linfociti. Una carenza di zinco, al contrario, può compromettere significativamente la funzione delle cellule immunitarie. Una dieta equilibrata con molta frutta e verdura fresca, oltre a prodotti animali di alta qualità, può avere un effetto preventivo. Particolarmente interessante è la produzione locale di vitamina D attiva direttamente nei siti di infezione [s179]. Questo avviene attraverso l'enzima CYP27B1 nelle cellule immunitarie e porta alla formazione di 1,25-diidrossivitamina D, che stimola l'espressione di peptidi antimicrobici. Per supportare questo meccanismo, è consigliabile un'esposizione regolare al sole di 15-20 minuti al giorno (tenendo conto del tipo di pelle). L'attivazione dei recettori di riconoscimento dei modelli (PRRs) sulle cellule immunitarie è un altro meccanismo importante dell'immunità innata [s180]. I modulatori immunitari di origine vegetale possono stimolare ulteriormente questa difesa naturale. Questo può essere realizzato attraverso il consumo di erbe immunostimolanti come echinacea o zenzero. Studi epidemiologici dimostrano una chiara correlazione tra carenza di vitamina D e maggiore suscettibilità alle infezioni [s181]. Questo è particolarmente evidente nelle malattie respiratorie. Nei mesi invernali, quando la produzione naturale di vitamina D attraverso la luce solare è limitata, una supplementazione mirata può essere utile. La modulazione della risposta immunitaria da parte della vitamina D [s182] si manifesta anche nella capacità di attenuare reazioni infiammatorie eccessive e, allo stesso tempo, promuovere la produzione di citochine anti-infiammatorie protettive. Questo è particolarmente importante nella prevenzione delle malattie autoimmuni e dei gravi decorso delle infezioni.

Raccomandazioni pratiche per rafforzare l'immunità innata includono:
- Attività fisica moderata regolare all'aria aperta
- Sonno sufficiente (7-9 ore)
- Riduzione dello stress attraverso tecniche di rilassamento
- Dieta equilibrata con molti cereali integrali, legumi e verdure colorate
- Consumo regolare di alimenti fermentati
- Adeguato apporto di liquidi (circa 30-35 ml per kg di peso corporeo)

Queste misure supportano sinergicamente i vari meccanismi dell'immunità innata e contribuiscono a una robusta difesa immunitaria.

Glossario

Catelicidina
Una proteina endogena con effetto antibiotico, in grado di distruggere le membrane cellulari di batteri, virus e funghi

Citochine
Molecole segnale del sistema immunitario che facilitano la comunicazione tra diverse cellule immunitarie

Immunoomeostasi
L'equilibrio bilanciato del sistema immunitario, che oscilla tra prontezza alla difesa e tolleranza

Proliferazione dei linfociti
La moltiplicazione di specifici globuli bianchi in risposta a patogeni

Recettori di riconoscimento dei modelli
Sensori del sistema immunitario in grado di riconoscere strutture tipiche dei patogeni

3. 2. 2. Influenza su cellule T e cellule B

L'effetto della vitamina D3 sulle cellule T e B è un processo affascinante che contribuisce in modo significativo alla regolazione del nostro sistema immunitario. Particolarmente notevole è il controllo differenziato di diversi tipi di cellule immunitarie, che garantisce una risposta immunitaria equilibrata [s183]. Un aspetto importante è l'influenza sulle cellule T regolatorie (Tregs), il cui numero è aumentato dalla vitamina D3. Queste Tregs fungono da "freni" naturali del sistema immunitario e prevengono reazioni immunitarie eccessive [s184]. Questo è particolarmente rilevante nella prevenzione delle malattie autoimmuni. Le persone a rischio elevato di malattie autoimmuni dovrebbero quindi prestare particolare attenzione alla loro fornitura di vitamina D3, ad esempio attraverso soggiorni regolari all'aperto durante il mezzogiorno - naturalmente tenendo conto di una protezione solare adeguata. La ricerca mostra anche un'interessante interazione tra vitamina D3 e la produzione di IgA nell'intestino tenue [s183]. L'IgA è un anticorpo importante che protegge in particolare le mucose. Per supportare questo effetto protettivo, si consiglia un'alimentazione amica dell'intestino con alimenti prebiotici come cicoria, topinambur o carciofi. Questi favoriscono la flora intestinale sana e supportano indirettamente la produzione di IgA. Un altro effetto significativo della vitamina D3 è la modulazione delle cellule T helper di tipo 17 (Th17) [s184]. Queste cellule svolgono un ruolo importante nei processi infiammatori, e la loro attività controllata è essenziale per una risposta immunitaria equilibrata. Nella pratica, questo effetto equilibrante può essere supportato da un'attività fisica moderata e regolare, poiché l'attività fisica contribuisce anche alla regolazione della funzione immunitaria. Particolarmente interessante è il ruolo della vitamina D3 durante la gravidanza [s184]. All'interfaccia fetomaterna, essa agisce come un regolatore chiave della funzione immunitaria e garantisce un equilibrio tra difesa contro le infezioni e tolleranza. Le donne in gravidanza dovrebbero quindi controllare regolarmente il loro stato di vitamina D3 e, se necessario, integrare dopo aver consultato il proprio medico. La quantità di linfociti è positivamente influenzata dall'integrazione di vitamina D3, come dimostrano gli studi [s183]. Questo è particolarmente rilevante in periodi di elevato rischio infettivo. Per supportare questo effetto, si consiglia un'alimentazione equilibrata ricca di antiossidanti, come quelli presenti in verdure colorate e frutti di bosco. La regolazione dell'attività delle cellule B da parte della vitamina D3 si manifesta in una proliferazione e differenziazione controllate [s184]. Questo è importante per una produzione equilibrata di anticorpi. Nella pratica, questa funzione può essere supportata da un sonno sufficiente e di alta qualità, poiché durante il riposo notturno avvengono importanti processi rigenerativi del sistema immunitario. L'interazione complessa tra vitamina D3 e il sistema immunitario adattivo sottolinea la necessità di una considerazione olistica della salute immunitaria. Oltre alla fornitura di vitamina D3, fattori come la gestione dello stress, un'adeguata idratazione e un equilibrio tra vita lavorativa e privata giocano un ruolo importante per un sistema immunitario funzionante in modo ottimale.

Glossario

Immunoglobulina A
Una proteina a forma di Y che funge da prima linea di difesa sulle mucose come naso, bocca e intestino, intrappolando i patogeni.

Linfocita
Piccole cellule bianche del sangue specializzate nel riconoscere e combattere specifici patogeni.

Cellule T regolatorie
Cellule bianche del sangue specializzate che dirigono e monitorano altre cellule immunitarie. Possono fermare reazioni immunitarie dannose.

3. 2. 3. Riduzione del rischio di infezioni

La riduzione del rischio di infezioni si basa su un complesso intreccio di vari fattori, in cui un'adeguata fornitura di micronutrienti gioca un ruolo centrale [s185]. Soprattutto in periodi di maggiore rischio infettivo, un'ottimale fornitura di nutrienti è di fondamentale importanza. Studi dimostrano che le persone con una carenza marcata di determinati micronutrienti possono ridurre il loro rischio di infezione fino al 44% attraverso una supplementierung mirata [s186]. Questo evidenzia l'enorme potenziale preventivo di un'ottimizzazione dell'apporto nutrizionale. Per sfruttare questo potenziale nella vita quotidiana, si consiglia una dieta varia con particolare attenzione a cibi ricchi di nutrienti. Ciò significa, ad esempio, consumare quotidianamente almeno cinque porzioni di frutta e verdura di diversi colori, dove ogni colore rappresenta diversi micronutrienti. La ricerca ha dimostrato che in particolare le vitamine A, D, C, E, B6 e B12, così come il folato, lo zinco, il ferro, il rame e il selenio, lavorano sinergicamente per rafforzare la difesa immunitaria [s185]. Un approccio pratico per ottimizzare l'apporto è lo sviluppo di un "piano alimentare per la protezione immunitaria" personale. Questo dovrebbe combinare in modo mirato cibi ricchi di nutrienti - ad esempio semi di zucca per lo zinco, noci del Brasile per il selenio e agrumi per la vitamina C. Particolare attenzione merita il ruolo degli acidi grassi omega-3 nella difesa contro le infezioni [s187]. Questi acidi grassi essenziali supportano la risoluzione dei processi infiammatori e ottimizzano così la risposta immunitaria. Nella pratica, ciò significa consumare pesce grasso due volte a settimana o, in caso di dieta vegana, ricorrere a oli di alghe di alta qualità. Un approccio innovativo alla prevenzione delle infezioni è la combinazione della supplementazione di vitamina D con misure terapeutiche mirate [s188]. Questo può essere particolarmente rilevante nella prevenzione delle malattie respiratorie. Nella vita quotidiana, ciò può essere realizzato attraverso una combinazione di attività fisica regolare all'aria aperta - idealmente 30-60 minuti al giorno - e una supplementazione di vitamina D adeguata alle necessità. È importante anche considerare i fattori di rischio individuali. Alcuni gruppi di popolazione hanno un fabbisogno di micronutrienti aumentato o un'assunzione insufficiente [s185]. Questo riguarda, ad esempio, le persone anziane, le donne in gravidanza o le persone con malattie croniche. Per questi gruppi, una supplementazione mirata sotto supervisione medica può essere utile. Un aspetto spesso sottovalutato della prevenzione delle infezioni è l'importanza della salute intestinale. Una flora intestinale equilibrata supporta in modo significativo la funzione immunitaria. Nella pratica, ciò può essere realizzato attraverso il consumo regolare di alimenti fermentati come kefir, kimchi o crauti, nonché l'assunzione di fibra prebiotica. L'implementazione di queste misure preventive dovrebbe idealmente avvenire tutto l'anno, con particolare attenzione all'apporto di vitamina D nei mesi invernali. Un approccio pratico è lo sviluppo di una "routine di protezione immunitaria" personale, che oltre alla dieta comprenda anche un adeguato riposo, attività fisica regolare e gestione dello stress. L'efficienza dei costi della supplementazione di micronutrienti come misura preventiva [s187] la rende un'opzione attraente per la salute pubblica. Tuttavia, la supplementazione dovrebbe sempre essere intesa come un complemento a una dieta equilibrata, non come un sostituto.

3. 2. 4. Modulazione della risposta infiammatoria

La modulazione della risposta infiammatoria da parte della vitamina D3 si manifesta come un processo complesso e finemente sintonizzato, che comprende diversi meccanismi. Particolarmente notevole è la capacità della vitamina D3 di intervenire in modo mirato nei processi infiammatori e di regolarli [s189]. Questo avviene, tra l'altro, attraverso la riduzione di molecole di segnale pro-infiammatorie come TNF-α, mentre vengono attivati meccanismi anti-infiammatori. Un aspetto affascinante è il ruolo recentemente scoperto dell'attivazione dell'Arginasi come meccanismo anti-infiammatorio [s189]. Questa scoperta apre nuove prospettive terapeutiche, specialmente per le malattie della pelle con componente infiammatoria. Nella pratica, ciò può essere realizzato, ad esempio, attraverso una combinazione di un'adeguata fornitura di vitamina D3 e di una cura della pelle delicata. Le persone con problemi cutanei dovrebbero prestare particolare attenzione ai loro livelli di vitamina D3 e considerare eventualmente un'integrazione. Nelle malattie autoimmuni si osserva un legame particolarmente interessante: bassi livelli di vitamina D3 correlano spesso con un'aumentata attività della malattia [s190]. Questo è particolarmente rilevante per i pazienti con malattie come la sclerosi multipla o l'artrite reumatoide. In pratica, ciò significa che i soggetti interessati dovrebbero controllare regolarmente il loro stato di vitamina D e sviluppare, in consultazione con il proprio medico, una strategia di integrazione personalizzata. La componente genetica dell'azione della vitamina D, che si manifesta nei polimorfismi del recettore della vitamina D (VDR) [s190], sottolinea la necessità di un approccio personalizzato. Questo spiega anche perché le persone possano rispondere in modo diverso all'integrazione di vitamina D. Una conseguenza pratica è la raccomandazione di monitorare l'apporto individuale di vitamina D attraverso esami del sangue regolari. L'attività fisica gioca un ruolo complementare importante nella modulazione delle risposte infiammatorie [s191]. Un'attività moderata regolare riduce le zytokine pro-infiammatorie e promuove la produzione di mediatori anti-infiammatori. Un approccio pratico è l'integrazione di 30-45 minuti di movimento moderato al giorno, idealmente all'aperto, il che supporta anche la produzione endogena di vitamina D. Nell'applicazione terapeutica della vitamina D3 per la modulazione dell'infiammazione non esistono ancora raccomandazioni di dosaggio uniformi [s192]. Tuttavia, la ricerca suggerisce che dosi più elevate sotto supervisione medica possano essere utili per determinate malattie. È importante monitorare regolarmente i valori ematici e adattare gradualmente il dosaggio.

Un consiglio pratico per la vita quotidiana è la combinazione di diverse strategie di modulazione dell'infiammazione:
- Controlli regolari dei livelli di vitamina D
- Attività fisica adeguata
- Alimentazione anti-infiammatoria ricca di acidi grassi omega-3
- Riduzione dello stress attraverso tecniche di rilassamento
- Sonno sufficiente per la rigenerazione del sistema immunitario

Questo approccio olistico può ottimizzare l'effetto modulante dell'infiammazione della vitamina D3 e contribuire a una salute migliore.

Glossario

Arginasi
Un enzima che degrada l'aminoacido arginina, esercitando così un'azione anti-infiammatoria

Polimorfismo
Variazioni naturali nella sequenza del DNA che possono portare a diverse espressioni di un gene

TNF-α
Una molecola segnale del sistema immunitario, rilasciata durante le infiammazioni, che può causare febbre e danni ai tessuti

Riepilogo - 3. 2. Sistema immunitario e difesa dalle infezioni

- La vitamina D3 interagisce direttamente con le cellule immunitarie attraverso recettori specifici e stimola la produzione di peptidi antimicrobici come il catelicidina.
- La flora intestinale produce vitamine del gruppo B, essenziali per l'omeostasi immunitaria.
- I β-glucani dei funghi fungono da allenatori naturali del sistema immunitario e preparano il sistema immunitario a future infezioni.
- Nei siti di infezione, le cellule immunitarie producono vitamina D attiva localmente attraverso l'enzima CYP27B1.
- La vitamina D3 aumenta il numero delle cellule T regolatorie (Tregs), che prevengono reazioni immunitarie eccessive.
- La vitamina D3 modula le cellule T helper di tipo 17 (Th17) per una risposta immunitaria equilibrata.
- All'interfaccia fetomaterna, la vitamina D3 agisce come regolatore chiave tra difesa contro le infezioni e tolleranza.
- Le persone con carenze di micronutrienti possono ridurre il rischio di infezione fino al 44% attraverso un'integrazione mirata.
- Le vitamine A, D, C, E, B6, B12, così come il folato, zinco, ferro, rame e selenio agiscono sinergicamente nella difesa immunitaria.
- I polimorfismi del recettore della vitamina D (VDR) spiegano le diverse reazioni individuali all'integrazione.
- L'attivazione dell'arginasi è stata identificata come un nuovo meccanismo antinfiammatorio della vitamina D3.
- Bassi livelli di vitamina D3 correlano con un'aumentata attività della malattia nelle malattie autoimmuni.

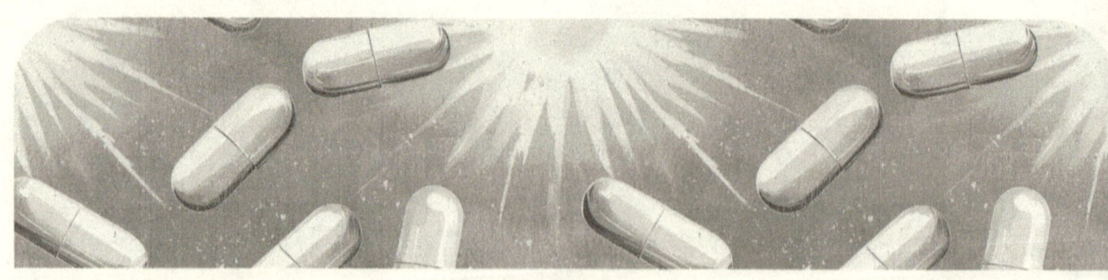

Revisione - 3. Effetti e benefici dell'integrazione di vitamina D3

- La vitamina D3 attiva la produzione di peptidi antimicrobici come catelicidina e defensine attraverso specifici recettori della vitamina D sulle cellule immunitarie.
- Il microbiota intestinale produce vitamine B essenziali per l'omeostasi immunitaria e influisce sull'assorbimento dei minerali.
- I β-glucani fungono da allenatori immunitari naturali e preparano il sistema immunitario a future infezioni.
- La produzione locale di vitamina D attiva attraverso l'enzima CYP27B1 avviene direttamente nei siti di infezione.
- Le cellule T regolatorie (Tregs) vengono amplificate dalla vitamina D3 e prevengono reazioni immunitarie eccessive.
- La produzione di IgA nell'intestino tenue è modulata dalla vitamina D3 e protegge le mucose.
- La vitamina D3 riduce le molecole di segnale pro-infiammatorie come il TNF-α e attiva al contempo meccanismi antinfiammatori.
- L'attivazione dell'arginasi è stata scoperta come un nuovo meccanismo antinfiammatorio della vitamina D3.
- I polimorfismi del recettore della vitamina D (VDR) spiegano le diverse reazioni individuali alla supplementazione.
- Le persone con carenza di vitamina D possono ridurre il rischio di infezioni fino al 44% attraverso una supplementazione mirata.
- La massima densità ossea si raggiunge tra i 25 e i 35 anni.
- Il corpo assorbe solo il 15-20% del calcio assunto, mentre la vitamina D3 ottimizza l'assorbimento.
- Un'assunzione giornaliera di 800-1000 UI di vitamina D può ridurre il rischio di cadute del 22%.
- La supplementazione congiunta di calcio e vitamina D riduce il rischio complessivo di fratture del 15% e il rischio di fratture dell'anca del 30%.
- Durante la gravidanza, la vitamina D3 agisce come regolatore chiave della funzione immunitaria all'interfaccia fetomaterna.

- Ma come si può determinare il dosaggio ottimale e quali aspetti di sicurezza devono essere considerati nella supplementazione?

4. Sicurezza e monitoraggio

Assumere vitamina D3 in modo sicuro e controllato solleva molte domande: come si può determinare in modo affidabile il proprio stato di vitamina D? Quali valori limite devono essere considerati e quando un'integrazione potrebbe diventare pericolosa? Il monitoraggio dell'apporto di vitamina D richiede una comprensione fondamentale dei metodi di misurazione e della loro interpretazione. Non solo i valori di laboratorio puri giocano un ruolo, ma anche le fluttuazioni stagionali e fattori individuali come malattie preesistenti o assunzione di farmaci devono essere presi in considerazione. Particolarmente in presenza di alcune malattie di base come insufficienza renale o sarcoidosi, l'integrazione di vitamina D3 richiede un attento controllo. Come si può trovare il giusto equilibrio tra un apporto adeguato e un potenziale sovradosaggio? I seguenti capitoli esploreranno i vari aspetti di un uso sicuro della vitamina D3 e mostreranno su cosa prestare particolare attenzione durante il monitoraggio regolare. Solo chi conosce le basi più importanti può prendere una decisione informata sulla propria integrazione.

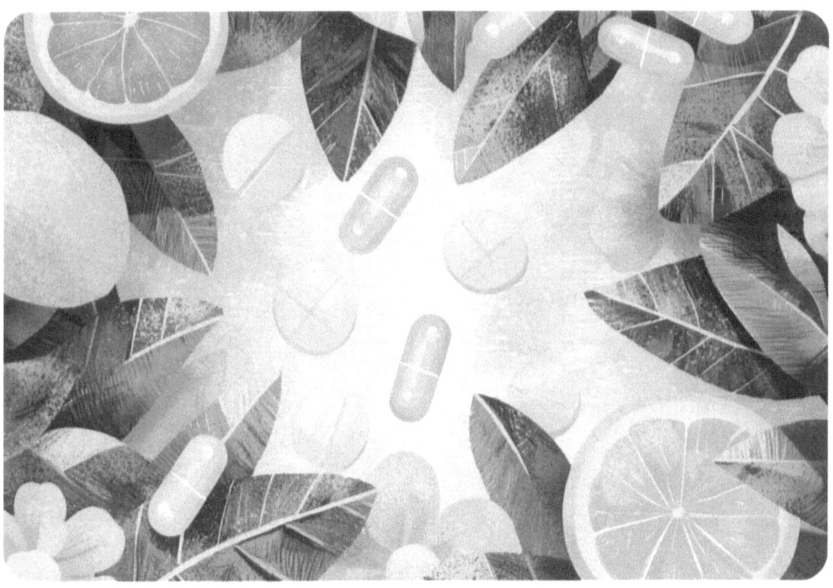

4. 1. Livelli di vitamina D nel sangue

La determinazione del livello di vitamina D nel sangue è un aspetto centrale per una supplementazione sicura ed efficace con vitamina D3. Ma come si può determinare in modo affidabile lo stato della vitamina D? Quali metodi sono disponibili e cosa significano concretamente i valori misurati? Particolarmente interessante è la questione dei valori ottimali, poiché la discussione scientifica mostra che la definizione di un livello "sano" di vitamina D è più complessa di quanto inizialmente si pensasse. Il monitoraggio regolare dello stato della vitamina D consente non solo un adattamento individuale della supplementazione, ma fornisce anche importanti indicazioni sullo stato di salute generale. L'interpretazione dei valori misurati richiede la considerazione di vari fattori come la stagione, lo stile di vita e la situazione di salute personale. Una comprensione approfondita dei valori ematici e del loro significato è la chiave per una supplementazione sicura ed efficace di vitamina D.

„Il metodo LC-MS/MS è considerato il gold standard per la determinazione della vitamina D nel sangue ed è raccomandato dall'indagine nazionale sulla salute e nutrizione, poiché si distingue per la sua sensibilità, accuratezza e riproducibilità migliorate."

4. 1. 1. Livelli ottimali di vitamina D

Il livello ottimale di vitamina D nel sangue è un importante indicatore di salute, determinato dalla misurazione di 25hydroxyvitamin_d (25(OH)D) [s193]. Per la maggior parte delle persone, un livello ematico di 50 nmol/L (20 ng/mL) o superiore è considerato sufficiente per la salute delle ossa e il benessere generale [s194]. Molti esperti raccomandano addirittura un intervallo target tra 40 e 60 ng/mL per una salute ottimale [s195]. La classificazione dei valori di vitamina D avviene in diverse categorie: una carenza grave si verifica con valori inferiori a 30 nmol/L (12 ng/mL) [s196], il che può avere effetti drammatici sulla salute. Valori compresi tra 30 e 50 nmol/L sono considerati insufficienti, mentre valori superiori a 125 nmol/L (50 ng/mL) sono classificati come troppo alti e possono essere potenzialmente tossici [s194]. Per raggiungere e mantenere un livello ottimale di vitamina D, gli esperti raccomandano diverse misure. L'assunzione giornaliera raccomandata varia a seconda dell'età e della situazione di vita: gli adulti dovrebbero assumere circa 600 UI al giorno, mentre le persone oltre i 70 anni necessitano di circa 800 UI [s197]. Per i neonati si raccomandano 400-1000 UI, per bambini e adolescenti 600-1000 UI, e gli adulti dovrebbero assumere 1500-2000 UI al giorno [s195]. Particolarmente importante è il controllo regolare del livello di vitamina D, idealmente due volte all'anno - una in primavera e una in autunno [s195]. Questo consente un adeguamento individuale della supplementazione. Le persone che trascorrono poco tempo all'aperto o hanno una carnagione più scura dovrebbero prestare particolare attenzione alla loro fornitura di vitamina D [s198]. In pratica, ciò significa che dalla fine di marzo fino alla fine di settembre, la maggior parte delle persone può soddisfare il proprio fabbisogno di vitamina D attraverso la luce solare [s198]. Una breve passeggiata a mezzogiorno, in cui viso e braccia sono esposti al sole, può già essere utile. Nei mesi invernali, invece, è spesso necessaria una supplementazione [s198]. È interessante notare che studi recenti mostrano anche un legame tra lo stato di vitamina D e il COVID-19: una fornitura adeguata potrebbe essere associata a un decorso della malattia più lieve [s199]. L'assunzione giornaliera di 5000 UI di vitamina D3 per due settimane ha potuto ridurre il tempo di recupero da alcuni sintomi del COVID-19 in pazienti con stato di vitamina D subottimale [s199]. Nella supplementazione ci sono diversi approcci: mentre alcune persone assumono vitamina D quotidianamente, dosi mensili o grandi dosi di carico possono essere efficaci [s200]. Queste ultime normalizzano il livello di vitamina D particolarmente rapidamente, mentre le dosi mensili richiedono 3-5 mesi per raggiungere valori di plateau [s200]. È importante notare che la concentrazione sierica ottimale di 25-idrossivitamina D è ancora oggetto di discussione e ci sono differenze nel metabolismo minerale tra diversi gruppi etnici [s201]. Un livello di vitamina D troppo alto (superiore a 100 ng/mL) può avere effetti tossici a causa di hyperkalzaemie [s201]. Una carenza di vitamina D può avere conseguenze gravi, da deformità ossee nei bambini (rachitismo) a dolori ossei negli adulti (osteomalacia) [s198]. Pertanto, è importante conoscere il proprio stato di vitamina D e, se necessario, ottimizzarlo attraverso misure appropriate.

Glossario

insufficiente

Uno stato di insufficienza o di presenza non adeguata. Descrive una carenza lieve o moderata.

4. 1. 2. Metodi per determinare lo stato della vitamina D

La determinazione dello stato della vitamina D avviene principalmente attraverso esami del sangue, con diverse metodologie disponibili. La misura più importante e comunemente utilizzata è il 25-idrossivitamina D (25(OH)D) nel sangue [s202]. Per l'analisi, viene prelevato un campione di sangue di circa 6 ml da una vena del braccio [s203]. I pazienti dovrebbero informare il proprio medico su tutti i farmaci e integratori assunti prima del prelievo, ma non sono necessarie preparazioni speciali [s204].

Le metodologie analitiche per la determinazione della vitamina D si sono notevolmente sviluppate negli ultimi anni. Le tecniche più comuni includono:
- Chemiluminescenza-Immunoassay (CLIA)
- Radioimmunoassay (RIA)
- Cromatografia liquida ad alte prestazioni (HPLC)
- Cromatografia liquida-tandem-Spettrometria di massa (LC-MS/MS)
- Tecnica ELISA [s205] [s202]

Il metodo LC-MS/MS è considerato il gold standard ed è raccomandato dall'indagine nazionale sulla salute e nutrizione. Si distingue per una maggiore sensibilità, accuratezza e riproducibilità [s205]. Questo è particolarmente importante, poiché la variabilità tra i diversi metodi di test può complicare l'interpretazione dei risultati [s202]. Un ulteriore aspetto interessante è la misurazione della proteina di legame della vitamina D (VDBP) e il calcolo della vitamina D bio-disponibile. Uno studio con diversi gruppi di pazienti ha mostrato che i livelli di VDBP erano significativamente più bassi nei pazienti in terapia intensiva e più alti nelle donne in gravidanza rispetto ai controlli sani [s206]. Questi parametri aggiuntivi possono fornire informazioni preziose sul metabolismo della vitamina D, ma non sono ancora standardizzati nella routine clinica [s207]. Per questioni diagnostiche specifiche, può essere utile anche la misurazione del 1,25-diidrossivitamina D. Tuttavia, questo test non è raccomandato per lo screening di routine, poiché questo metabolita ha un'emivita molto breve nel sangue [s202]. Viene utilizzato principalmente per monitorare problemi renali o per chiarire valori ematici anomali [s204]. Raccomandazioni pratiche per i pazienti: 1. Fai controllare il tuo stato di vitamina D idealmente due volte all'anno, preferibilmente in primavera e autunno. 2. Prima del prelievo, compila un elenco accurato dei tuoi farmaci e integratori. 3. Chiedi quale metodo di misurazione è stato utilizzato e fai spiegare i risultati in dettaglio. 4. Considera fattori individuali come il tipo di pelle, lo stile di vita e la stagione nell'interpretazione dei valori. La ricerca lavora continuamente per migliorare i metodi di test. Gli sviluppi attuali mirano a migliorare la standardizzazione della misurazione del 25(OH)D, al fine di garantire una migliore comparabilità dei risultati tra diversi laboratori [s207]. Anche nuovi approcci come la misurazione parallela di 25(OH)D e 24,25(OH)2D potrebbero in futuro fornire ulteriori informazioni sul metabolismo della vitamina D [s207]. È interessante anche l'uso di metodi analitici moderni per prevedere la carenza di vitamina D. Studi hanno dimostrato che la regressione logistica multivariata, le reti neurali e le analisi ad albero decisionale possono essere utilizzate per valutare fattori di rischio come razza, sesso, stagione e livelli di albumina sierica [s208]. Questi modelli potrebbero in futuro aiutare a identificare più precocemente i gruppi a rischio e a trattarli in modo più mirato.

4. 1. 3. Interpretazione dei risultati dei test

L'interpretazione dei risultati dei test sulla vitamina D richiede una comprensione differenziata di vari fattori e limiti. I rapporti di laboratorio indicano i valori come "Vitamina D totale" o separatamente come vitamina D2 e D3. Per la valutazione clinica, la somma di entrambi i valori è rilevante, poiché entrambe le forme hanno effetti simili nel corpo [s209]. La definizione dei limiti è gestita in modo diverso nel settore. Mentre alcune autorità stabiliscono un'insufficienza per valori compresi tra 12 e 19 ng/mL e una carenza per valori inferiori a 12 ng/mL [s210], altre considerano già valori sotto 50 nmol/L (20 ng/mL) come carenti [s211]. Queste definizioni diverse possono essere fonte di confusione per i pazienti. Un consiglio pratico: chiedete al vostro medico di spiegarvi i limiti utilizzati e documentateli insieme ai vostri valori. Nell'interpretazione dei risultati, è necessario considerare vari fattori influenti. Valori bassi possono avere diverse cause: assunzione insufficiente tramite alimentazione o luce solare, disturbi di assorbimento o problemi nella conversione nella forma attiva [s209]. Un esempio pratico: un paziente con malattia infiammatoria intestinale può presentare valori bassi nonostante un'adeguata esposizione al sole e integrazione, poiché l'assorbimento nell'intestino è compromesso. Curiosamente, la maggior parte delle persone con carenza di vitamina D inizialmente non mostra sintomi evidenti [s212]. Tuttavia, a lungo termine, può verificarsi una diminuzione dei livelli di calcio e una sovraattivazione secondaria delle ghiandole paratiroidi. Ciò sottolinea l'importanza di controlli regolari, specialmente nei gruppi a rischio. La praevalenz della carenza di vitamina D è notevolmente alta a livello mondiale, con differenze significative tra diverse popolazioni e gruppi di età [s211]. Una percentuale significativa di persone presenta valori inferiori a 20 ng/mL [s213]. Questi dati epidemiologici dovrebbero essere considerati nella valutazione individuale dei risultati dei test. Particolare attenzione richiedono i pazienti con malattie di base specifiche. Una determinazione della vitamina D è particolarmente importante per le persone con malabsorptionssyndromen, insufficienza renale o dolori ossei inspiegabili [s214]. In tali casi, è consigliabile un monitoraggio più ravvicinato dei valori. Nell'interpretazione di valori elevati è necessaria cautela. Livelli tossici di vitamina D si verificano generalmente a causa di un'eccessiva integrazione [s209]. Un consiglio pratico: tenete un diario di integrazione e discutete regolarmente il dosaggio con il vostro medico. In caso di valori tossici, l'integrazione deve essere interrotta immediatamente, altrimenti si rischiano danni agli organi. La standardizzazione dei metodi di test continua a rappresentare una sfida. La variabilità interassay complica lo sviluppo di linee guida uniformi per la valutazione dello stato della vitamina D [s215]. Un consiglio pratico per i pazienti: fate eseguire i vostri controlli sempre nello stesso laboratorio, per garantire la comparabilità dei valori. Un monitoraggio di routine dopo l'integrazione è necessario solo in determinate condizioni cliniche trattate da uno specialista [s214]. Per la maggior parte delle persone, è sufficiente un controllo regolare in primavera e autunno per ottimizzare l'apporto.

Glossario

Variabilità interassay

Indica le fluttuazioni nei risultati delle misurazioni tra diverse esecuzioni del test o laboratori, anche quando viene esaminato lo stesso campione.

4. 1. 4. Variazioni stagionali dei valori ematici

Le variazioni stagionali dei valori ematici della vitamina D seguono un caratteristico ritmo annuale, influenzato da diversi fattori ambientali e comportamentali. Gli studi mostrano differenze significative tra le stagioni, con valori medi di 25ohd di 45,8 ng/ml in inverno e 55,24 ng/ml in estate [s216]. Questa fluttuazione naturale ha ampie ripercussioni su vari aspetti della salute. Particolarmente interessante è il legame tra le fluttuazioni stagionali della vitamina D e altri valori ematici. Sono state riscontrate differenze stagionali significative nei profili lipidici, con valori di colesterolo, LDL e HDL che mostrano variazioni stagionali. Curiosamente, i valori dei trigliceridi rimangono per lo più inalterati da queste fluttuazioni [s216]. Queste scoperte sono particolarmente rilevanti per l'interpretazione degli esami del sangue: un valore di colesterolo in inverno potrebbe dover essere valutato diversamente rispetto a un valore comparabile in estate. La pressione sanguigna mostra anch'essa evidenti fluttuazioni stagionali, indipendentemente dalla supplementazione di vitamina D. La riduzione media della pressione arteriosa sistolica da inverno a estate è notevole, pari a -6,6 mm Hg [s217]. Per i pazienti con ipertensione, ciò significa che potrebbero dover adattare la loro terapia in base alla stagione, una decisione che dovrebbe ovviamente essere concordata con il medico curante. Un aspetto pratico riguarda la prevenzione dei problemi di salute legati all'inverno. La supplementazione con vitamina D3 e calcio durante i mesi invernali può compensare efficacemente le variazioni stagionali naturali negli ormoni calciotropi e nei marcatori ossei [s218]. Questo è particolarmente importante per le persone che vivono a latitudini settentrionali, dove la radiazione UV invernale non è sufficiente per una produzione adeguata di vitamina D da parte dell'organismo. Scoperte interessanti provengono anche da studi sugli animali, che mostrano che i valori più alti di 25OHD si raggiungono dopo il periodo di pascolo e durante la massima esposizione al sole [s219]. Queste osservazioni possono essere trasferite all'uomo: chi trascorre regolarmente del tempo all'aperto in estate può naturalmente rifornire le proprie riserve di vitamina D. La distribuzione mensile dei livelli di vitamina D mostra, nelle persone non supplementate, una significativa irregolarità, con i valori più bassi a marzo e i picchi ad agosto e settembre [s220]. Per la pratica, ciò significa che una misurazione della vitamina D a fine inverno può fornire importanti indicazioni su un possibile bisogno di supplementazione. Queste fluttuazioni stagionali sono particolarmente rilevanti per le persone con malattie croniche. Nei pazienti con broncopneumopatia cronica ostruttiva è stata riscontrata una chiara correlazione tra i livelli di vitamina D e la frequenza delle infezioni respiratorie [s221]. Questa scoperta sottolinea l'importanza di un'adeguata fornitura di vitamina D, specialmente nei mesi invernali. Un consiglio pratico per gestire le fluttuazioni stagionali: tenere un "diario della vitamina D", in cui documentare i propri valori ematici, l'esposizione alla luce solare e la supplementazione. Questo aiuta a riconoscere schemi individuali e ad adattare la fornitura di conseguenza. Discutere i risultati con il proprio medico per sviluppare una strategia ottimale, personalizzata sulla propria situazione.

Glossario

ormoni calciotropi

Ormoni che regolano l'equilibrio del calcio nel corpo, principalmente il paratormone e la calcitonina. Regolano l'assorbimento del calcio nell'intestino e l'immagazzinamento del calcio nelle ossa.

pressione arteriosa sistolica

Il valore superiore della pressione sanguigna, che si genera durante la contrazione del muscolo cardiaco. Indica la pressione nelle arterie durante la fase di eiezione del cuore.

profilo lipidico

Una raccolta di vari valori di grassi nel sangue, utilizzata per valutare il metabolismo e il rischio cardiovascolare.

Riepilogo - 4. 1. Livelli di vitamina D nel sangue

- 25-idrossivitamina D (25(OH)D) è il principale indicatore dello stato di vitamina D nel sangue
- Una grave carenza di vitamina D si verifica con valori inferiori a 30 nmol/L (12 ng/mL)
- Molti esperti raccomandano un intervallo ottimale compreso tra 40-60 ng/mL
- Il metodo LC-MS/MS è considerato il gold standard per la determinazione della vitamina D
- I livelli di VDBP sono significativamente più bassi nei pazienti in terapia intensiva e più alti nelle donne in gravidanza rispetto ai soggetti sani
- Modelli di regressione multivariata e reti neurali vengono utilizzati per prevedere la carenza di vitamina D
- La variabilità interassay tra diversi metodi di test complica l'interpretazione uniforme
- Le fluttuazioni stagionali mostrano valori medi di 45,8 ng/ml in inverno e 55,24 ng/ml in estate
- I livelli di vitamina D correlano con le variazioni stagionali dei profili lipidici e della pressione sanguigna
- I valori più bassi di vitamina D si riscontrano tipicamente a marzo, mentre i più alti ad agosto/settembre
- Un'assunzione giornaliera di 5000 UI di vitamina D3 per due settimane può ridurre il tempo di recupero nei pazienti con COVID-19
- Le dosi mensili di vitamina D richiedono 3-5 mesi per raggiungere valori di plateau

4. 2. Sovradosaggio e tossicità

La questione dell'assunzione sicura di vitamina D3 preoccupa molte persone che stanno considerando un'integrazione. A partire da quale dose la vitamina, che è generalmente considerata salutare, diventa un rischio? Come si riconoscono i primi segni di un'overdose? E quali conseguenze può avere un'assunzione eccessiva per il corpo? Il confine tra effetto terapeutico e potenziale tossicità è più sottile di quanto spesso si pensi per la vitamina D3. Mentre dosi moderate rafforzano il sistema immunitario e promuovono la salute delle ossa, quantità eccessive possono avere gravi conseguenze per la salute. Particolarmente insidioso: i sintomi di un'overdose si sviluppano spesso in modo subdolo e inizialmente possono essere facilmente trascurati. La conoscenza precisa dei limiti di sicurezza e dei possibili segnali di allerta è quindi essenziale per chiunque integri vitamina D3. Le seguenti considerazioni mostrano in dettaglio a cosa prestare attenzione durante l'assunzione.

> *„Un'overdose di vitamina D può manifestarsi attraverso sintomi diversi, che inizialmente vengono spesso sottovalutati o interpretati in modo errato e si sviluppano gradualmente."*

4. 2. 1. Sintomi di un sovradosaggio di vitamina D

Un sovradosaggio di vitamina D può manifestarsi attraverso sintomi variabili, che inizialmente vengono spesso sottovalutati o interpretati in modo errato. I primi segnali sono frequentemente aspecifici e si sviluppano lentamente, motivo per cui possono essere facilmente trascurati [s222]. I soggetti colpiti riferiscono inizialmente di una debolezza generale, affaticamento persistente e una diminuzione dell'appetito. Questi sintomi possono erroneamente essere attribuiti ad altre cause, rendendo difficile una diagnosi precoce. Un meccanismo centrale della tossicità da vitamina D è lo sviluppo di una hyperkalzaemie - ovvero valori elevati di calcio nel sangue [s223]. Ciò può avere conseguenze significative per vari sistemi organici. Nel tratto digestivo possono manifestarsi disturbi come nausea, vomito e stitichezza persistente [s222]. Un esempio tipico dalla pratica: un paziente che ha assunto autonomamente integratori di vitamina D ad alta dose per diversi mesi ha inizialmente lamentato dolori addominali ricorrenti e mancanza di appetito, prima che si presentassero ulteriori sintomi. Particolarmente caratteristici sono anche i cambiamenti che riguardano la funzione renale. I soggetti colpiti notano frequentemente una sete aumentata e devono urinare più spesso [s222]. L'urina può presentare una consistenza torbida [s224]. Un'importante indicazione per i pazienti: se notate di bere significativamente più del solito e di dover andare in bagno più frequentemente, dovreste farlo controllare da un medico, specialmente se state assumendo integratori di vitamina D. Nelle fasi avanzate possono manifestarsi anche sintomi neurologici e psichici. Questi variano dalla confusione e sbalzi d'umore a condizioni gravi come psicosi o addirittura stati comatosi [s225]. Anche il sistema cardiovascolare può essere compromesso, manifestandosi con aritmie o ipertensione [s225]. Esternamente, possono apparire diverse alterazioni cutanee: pelle secca e screpolata, maggiore sensibilità alla luce e, in alcuni casi, aree della pelle di colore giallo-arancione [s224]. Un consiglio pratico: prestare particolare attenzione ai cambiamenti nel viso, come labbra screpolate o una maggiore sensibilità alla luce solare. Particolarmente pericoloso è che un sovradosaggio di vitamina D può indebolire le ossa e causare danni agli organi del cuore e dei reni [s223]. Per evitare ciò, è essenziale rispettare le quantità massime raccomandate: gli adulti non dovrebbero assumere più di 100 microgrammi al giorno. Per i bambini tra 1 e 10 anni, il limite è di 50 microgrammi al giorno, per i neonati sotto un anno di età è massimo 25 microgrammi [s223]. Un importante consiglio pratico: tenete un diario dei sintomi se state assumendo integratori di vitamina D. Annotate anomalie come sete eccessiva, affaticamento o cambiamenti dell'umore. Questo può aiutare il vostro medico a riconoscere precocemente un possibile sovradosaggio. Alla prima manifestazione di un possibile sovradosaggio, è fondamentale consultare immediatamente un medico. I sintomi possono anche peggiorare dopo l'interruzione della vitamina D, poiché si accumula nel tessuto adiposo e viene smaltita lentamente. È consigliabile un controllo regolare dei valori di vitamina D e calcio nel sangue durante l'assunzione di integratori di vitamina D, specialmente per i prodotti ad alta dose.

4. 2. 2. Rischi dell'ipercalcemia

Un' hypercalcaemie, ovvero un aumento del livello di calcio nel sangue, rappresenta una delle complicazioni più pericolose di un sovradosaggio di vitamina D. I rischi di questo squilibrio metabolico sono molteplici e possono avere conseguenze gravi per vari sistemi organici [s226]. È particolarmente insidioso che un'ipercalcemia possa verificarsi anche con l'assunzione di dosi raccomandate di vitamina D, se è presente una sensibilità individuale [s227]. I reni sono spesso i primi organi colpiti. In alcuni pazienti si sviluppa un'insufficienza renale acuta, che può essere evidenziata da valori elevati di creatinina e urea nel sangue [s228]. Un esempio dalla pratica clinica: una paziente che ha assunto un integratore di vitamina D ad alta dose per diversi mesi ha inizialmente sviluppato vomito persistente. Solo l'analisi di laboratorio ha rivelato l'ipercalcemia sottostante e l'inizio di danni renali. Il trattamento immediato con sostituzione dei liquidi, diuretici e calcitonina ha potuto prevenire conseguenze più gravi [s228]. Particolarmente a rischio sono anche i bambini, nei quali un'ipercalcemia può verificarsi a causa di un sovradosaggio accidentale. Interessante è che uno studio ha mostrato che su 15 bambini con sovradosaggio di vitamina D, solo uno ha sviluppato un'ipercalcemia manifesta [s229]. Questo potrebbe essere correlato alla frequente carenza di vitamina D nella regione, che potrebbe offrire una certa protezione. Un rischio spesso sottovalutato risiede nella produzione e dosaggio degli integratori di vitamina D. Un'indagine ha rivelato che nel 5% dei pazienti sono stati riscontrati livelli sierici nel range tossico, con due casi così gravi da richiedere il ricovero in ospedale [s230]. La concentrazione sierica mediana nel gruppo di sovradosaggio era di 185,5 ng/ml, il che rappresenta un notevole superamento dei limiti terapeutici [s230]. Raccomandazione pratica per i pazienti: tenere un protocollo accurato degli integratori di vitamina D assunti e prestare particolare attenzione al corretto dosaggio. Per gli integratori preparati in farmacia, è consigliabile discutere attentamente le istruzioni di dosaggio con il farmacista. La diagnosi di ipercalcemia richiede una valutazione completa della storia clinica e dei sintomi [s226]. I risultati di laboratorio tipici includono, oltre all'ipercalcemia, valori elevati di creatinina sierica e alti livelli di 25-OH-vitamina D [s231]. È interessante notare che i valori epatici rimangono generalmente nella norma, il che può essere utile nella diagnosi differenziale. Un rischio particolare è rappresentato dalle etichette errate degli integratori alimentari o dagli alimenti eccessivamente arricchiti [s231]. Pertanto, i pazienti dovrebbero utilizzare solo prodotti di produttori affidabili e prestare attenzione quando combinano diversi prodotti arricchiti. Raccomandazione per il personale medico: nei pazienti con vomito persistente e paratormone normale, si dovrebbe sempre considerare un'ipercalcemia indotta da vitamina D [s228]. La rilevazione e il trattamento precoci possono prevenire gravi danni renali. La prognosi di una tossicità acuta da vitamina D con ipercalcemia è generalmente buona se riconosciuta tempestivamente e trattata adeguatamente [s229]. Tuttavia, la prevenzione attraverso un dosaggio accurato e controlli regolari è il miglior modo per minimizzare i rischi di ipercalcemia.

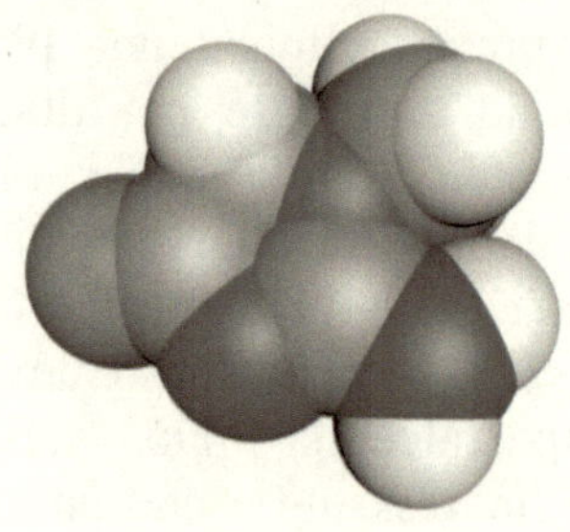

Creatinina [i12]

4. 2. 3. Limiti di sicurezza per l'assunzione giornaliera

La definizione di limiti di assunzione sicuri per la vitamina D3 è un tema complesso, in cui diverse organizzazioni sanitarie forniscono raccomandazioni talvolta divergenti. La Endocrine Society stabilisce il limite superiore a 10.000 UI (Unità Internazionali) al giorno, mentre altre organizzazioni raccomandano un approccio più conservativo con un massimo di 4.000 UI al giorno [s232]. Queste valutazioni diverse evidenziano il dibattito scientifico in corso sui limiti di sicurezza ottimali. Per l'applicazione pratica, è importante comprendere che già l'assunzione di 40 UI di vitamina D3 aumenta la concentrazione sierica di 25(OH)D di circa 1 nM (0,4 ng/ml) [s233]. Questo consente una migliore valutazione del dosaggio: se, ad esempio, un paziente desidera aumentare il proprio livello di vitamina D di 20 ng/ml, teoricamente sarebbe necessaria una dose di circa 2.000 UI al giorno. Tuttavia, tale calcolo dovrebbe sempre avvenire sotto supervisione medica, poiché fattori individuali possono influenzare notevolmente l'assorbimento e l'utilizzo. La quantità massima tollerabile di assunzione (UL) si riferisce all'assunzione cronica massima, al di sopra della quale i rischi per la salute sono considerati improbabili [s234]. Un esempio pratico: una persona che assume quotidianamente un integratore di vitamina D con 2.000 UI e consuma anche alimenti arricchiti di vitamina D dovrebbe tenere d'occhio e documentare l'assunzione totale. Particolare attenzione è necessaria per la supplementazione a lungo termine. Studi mostrano che già dosi superiori a 800 UI al giorno possono essere associate a un aumento del rischio di ipercalcemia e ipercalciuria [s235]. Un consiglio pratico per la supplementazione: tenere un registro delle assunzioni e annotare anche l'assunzione di alimenti ricchi o arricchiti di vitamina D. Per diverse fasce d'età si applicano limiti di sicurezza differenti. I bambini a partire dai 9 anni, gli adolescenti e gli adulti non dovrebbero assumere più di 2.500 UI (62,5 μg) al giorno [s236]. Per i bambini più piccoli, i limiti sono ancora più bassi, il che è particolarmente importante da considerare nell'uso di integratori di vitamina D in famiglia. Curiosamente, i risultati della ricerca mostrano che gli adulti privi di esposizione al sole potrebbero necessitare di dosi più elevate per mantenere un livello ottimale di vitamina D (>75 nM o 30 ng/ml) [s233]. Questo sottolinea l'importanza di un dosaggio personalizzato, tenendo conto di fattori come l'esposizione alla luce solare, il tipo di pelle e lo stile di vita. Un'importante indicazione pratica per la supplementazione: scegliete il dosaggio in base alla vostra situazione individuale e fate controllare regolarmente i vostri livelli di vitamina D. Soprattutto nelle prime settimane di supplementazione, dovreste prestare attenzione a possibili effetti collaterali e documentarli. La larghezza terapeutica della vitamina D3 potrebbe essere più ristretta di quanto si pensasse in precedenza [s235]. Pertanto, si raccomanda un approccio cauto con integratori ad alta dose. Un approccio pratico è il principio "inizia basso, vai piano": iniziate con una dose più bassa e aumentatela solo se necessario e sotto controllo medico.

Per una supplementazione sicura, si raccomanda di riassumere:
- Documentare l'assunzione totale giornaliera da tutte le fonti
- Considerare la propria situazione individuale (esposizione al sole, patologie preesistenti)
- Far controllare regolarmente i livelli di vitamina D e calcio
- Scegliere integratori di alta qualità da produttori affidabili
- Discutere sempre le modifiche al dosaggio con il proprio medico

4. 2. 4. Trattamento di un'intossicazione da vitamina D

Il trattamento di un'intossicazione da vitamina D richiede un intervento rapido e sistematico, poiché le conseguenze possono essere gravi. La prima e più importante misura consiste nell'interrompere immediatamente l'assunzione di vitamina D [s237]. Questo vale sia per gli integratori alimentari che per gli alimenti fortificati. Un aspetto centrale del trattamento è l'adeguata assunzione di liquidi. I pazienti dovrebbero bere grandi quantità d'acqua per supportare la funzione renale e favorire l'eliminazione delle sostanze in eccesso [s237]. Nella pratica clinica, si è dimostrato che, soprattutto ai primi segni di intossicazione, un aumento dell'assunzione di liquidi di 2-3 litri al giorno può essere utile. Il trattamento medico si concentra principalmente sulla normalizzazione dei livelli elevati di calcio e su misure di supporto [s238]. In ospedale, vengono inizialmente eseguiti ampi test diagnostici, tra cui esami del sangue e delle urine, nonché procedure di imaging [s239]. Un protocollo di trattamento tipico potrebbe apparire come segue: 1. Somministrazione endovenosa di liquidi per reidratazione 2. Monitoraggio dei segni vitali 3. Controllo regolare degli elettroliti 4. Somministrazione di farmaci per ridurre il calcio, se necessario In caso di grave tossicità con ipercalcemia (calcio sierico >14 mg/dL), vengono utilizzati farmaci specifici [s238]. Nei casi particolarmente gravi, può essere necessaria una emodialisi, soprattutto se è in pericolo un'insufficienza renale o se l'hyperkalzaemie non risponde adeguatamente alla terapia farmacologica [s238]. Il tempo di recupero varia notevolmente da individuo a individuo. Mentre i casi lievi spesso si normalizzano entro poche settimane, le intossicazioni gravi possono richiedere fino a 6 mesi di trattamento [s237]. Un consiglio pratico per i soggetti interessati: tenere un diario dei sintomi durante la fase di recupero e documentare l'assunzione quotidiana di liquidi.

Particolarmente importante è la prevenzione delle conseguenze a lungo termine. Il trattamento deve continuare fino a quando i valori ematici non tornano nella norma, altrimenti esiste il rischio di danni permanenti. Le possibili complicazioni a lungo termine includono:
- Danni ai reni e ai vasi sanguigni
- Demineralizzazione ossea
- Problemi gastrointestinali cronici
- Debolezza muscolare persistente [s237]

Un aspetto interessante è che la tossicità può derivare non solo da un'assunzione esterna eccessiva, ma anche da fattori endogeni come malattie granulomatose o alcuni linfomi [s240]. Ciò sottolinea l'importanza di un'accurata valutazione diagnostica.

Per i familiari e i soccorritori, è importante avere a disposizione informazioni rilevanti in caso di emergenza:
- Età e peso della persona interessata
- Tipo e quantità di integratore di vitamina D assunto
- Momento dell'ultima assunzione
- Patologie preesistenti [s239]

La prognosi è generalmente buona con un trattamento tempestivo, tuttavia, interventi ritardati possono portare a danni irreversibili. Un consiglio pratico per il periodo successivo al trattamento acuto: controllare regolarmente la funzione renale e i livelli di calcio ed evitare inizialmente l'esposizione intensa al sole [s241]. Per il follow-up, è consigliabile un piano strutturato: 1. Controlli di laboratorio regolari 2. Adattamento della dieta 3. Aumento graduale dell'attività fisica 4. Monitoraggio medico ravvicinato In caso di incertezze riguardo alla successiva integrazione di vitamina D, è fondamentale consultare un medico [s241]. La dose individuale deve essere valutata con particolare attenzione dopo un'intossicazione.

Riepilogo - 4. 2. Sovradosaggio e tossicità

- Un'overdose di vitamina D può manifestarsi attraverso ipercalcemia e psicosi. La concentrazione sierica mediana nel gruppo di sovradosaggio era di 185,5 ng/ml. Di 15 bambini con overdose di vitamina D, solo uno ha sviluppato un'ipercalcemia manifesta. In 5% dei pazienti sono stati rilevati livelli sierici nell'intervallo tossico. L'assunzione di 40 UI di vitamina D3 aumenta la concentrazione sierica di 25(OH)D di circa 1 nM. Dosi superiori a 800 UI al giorno possono essere associate a un rischio aumentato di ipercalcemia. La Endocrine Society stabilisce il limite superiore a 10.000 UI al giorno. I bambini a partire dai 9 anni non dovrebbero assumere più di 2.500 UI al giorno. Intossicazioni gravi possono richiedere fino a 6 mesi di trattamento. La tossicità può derivare anche da fattori endogeni come malattie granulomatose. I valori epatici rimangono generalmente nella norma in caso di overdose di vitamina D. Un'insufficienza renale acuta si manifesta con valori elevati di creatinina e urea.

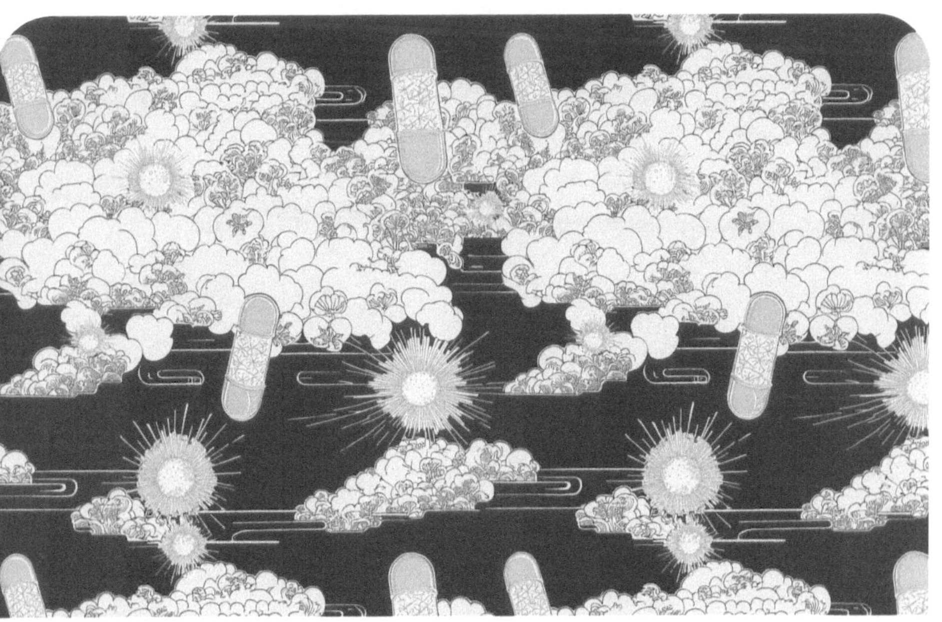

4. 3. Controindicazioni e precauzioni

La supplementazione con vitamina D3 richiede particolare attenzione e specifiche precauzioni in determinate situazioni di salute. Ma quali malattie e farmaci possono influenzare l'assorbimento e il metabolismo della vitamina D? Come si può minimizzare il rischio di sovradosaggio in presenza di patologie preesistenti? Sebbene gli effetti positivi di un'adeguata fornitura di vitamina D siano ben documentati, alcune condizioni preesistenti o farmaci possono disturbare l'equilibrio delicato del metabolismo della vitamina D. È necessaria un'approccio differenziato, soprattutto in caso di malattie renali, sarcoidosi, iperparatiroidismo o assunzione di anticonvulsivanti. Le seguenti considerazioni illuminano le principali controindicazioni e le necessarie precauzioni nella supplementazione di vitamina D3 - conoscenze essenziali per un'applicazione sicura ed efficace.

„Nei pazienti con malattie renali, il limite superiore sicuro per l'assunzione giornaliera di vitamina D è di 10.000 UI.“

4. 3. 1. Vitamina D nelle malattie renali

Nei pazienti con malattie renali, la supplementazione di vitamina D richiede particolare attenzione e un monitoraggio accurato, poiché i reni svolgono un ruolo centrale nel metabolismo della vitamina D. Il trattamento deve essere adattato individualmente per evitare sia una carenza che un sovradosaggio [s242]. È importante per i pazienti sapere che la supplementazione dovrebbe iniziare solo dopo un'accurata analisi di laboratorio. In particolare, deve essere controllato il livello di parathormon (PTH). Se questo è superiore all'intervallo target, deve essere misurato il livello di 25(OH)D [s243]. Un esempio pratico: in un paziente con malattia renale cronica con PTH elevato e un valore di 25(OH)D inferiore a 30 ng/mL, di solito si inizia una supplementazione di ergocalciferol. Il limite superiore sicuro per l'assunzione giornaliera di vitamina D nelle malattie renali è di 10.000 UI [s242]. Questo limite non deve essere superato, poiché ciò potrebbe portare a complicazioni gravi. I pazienti dovrebbero tenere un diario di assunzione e controllare regolarmente i loro valori di laboratorio.

È necessaria particolare cautela, poiché un sovradosaggio di vitamina D nelle malattie renali può portare più rapidamente a effetti tossici rispetto ai soggetti sani. I sintomi di intossicazione possono essere vari e includono:
- Sete intensa e minzione frequente (poliuria)
- Perdita di appetito e nausea
- Stitichezza
- Affaticamento
- Crampi muscolari
- Dolori ossei [s242]

Per i medici curanti, è importante monitorare attentamente i livelli di calcio e fosfato. La supplementazione dovrebbe essere interrotta se il livello di calcio corretto supera 10,2 mg/dL o se il livello di fosfato supera 4,6 mg/dL [s243]. Un consiglio pratico per i pazienti: chiedete al vostro medico di annotare i valori limite individuali e documentateli insieme ai vostri risultati di laboratorio.

L'uso di vitamina D attiva e dei suoi analoghi nella malattia renale cronica richiede particolare attenzione, poiché questi possono portare a effetti indesiderati come l'aumento dei livelli di calcio nel sangue e la malattia ossea adinamica [s244]. Pertanto, i pazienti dovrebbero prestare attenzione ai seguenti segnali di allerta e discuterli immediatamente con il proprio medico:

- Affaticamento insolito
- Nuovi dolori ossei
- Problemi digestivi
- Cambiamenti nella minzione

Nel caso peggiore, un'intossicazione da vitamina D può portare a disfunzioni renali, calcificazioni nei reni (nephrocalcinosis) e sintomi neurologici come alterazioni della coscienza o addirittura convulsioni [s242]. Pertanto, è essenziale per i pazienti attenersi al dosaggio prescritto e sottoporsi a controlli regolari. La letteratura sulla supplementazione di vitamina D nella malattia renale cronica mostra risultati diversi [s244]. Mentre alcune forme di vitamina D possono ridurre in modo affidabile il livello di paratormone, l'aumento del livello di fgf23 (Fibroblast Growth Factor 23) deve essere monitorato attentamente. Pertanto, i pazienti dovrebbero rimanere in stretto contatto con il proprio nefrologo e rivedere regolarmente il piano di trattamento. Un approccio pratico per il monitoraggio della terapia è tenere un diario della salute, in cui oltre all'assunzione di vitamina D vengono documentati anche eventuali sintomi e il benessere generale. Questo aiuta il medico curante ad adattare la terapia in modo ottimale e a riconoscere precocemente eventuali effetti collaterali.

4. 3. 2. Attenzione in caso di sarcoidosi e granulomatosi

In caso di sarcoidosi e altre malattie granulomatose, è necessaria particolare cautela nella supplementazione di vitamina D, poiché queste malattie possono influenzare significativamente il metabolismo della vitamina D. La ragione risiede nella particolare situazione metabolica: i granulomi che si formano in queste malattie producono in modo aumentato l'enzima 1α-idrossilasi [s245]. Questo porta a una maggiore conversione della vitamina D nella sua forma attiva, aumentando così il rischio di hyperkalzaemie (aumento dei livelli di calcio nel sangue). Per i pazienti, è quindi essenziale eseguire un'accurata analisi di base dei livelli di calcio prima di iniziare la supplementazione di vitamina D [s246]. Questo primo esame serve come punto di partenza importante per il monitoraggio successivo del metabolismo del calcio. Un esempio pratico: un paziente con sarcoidosi recentemente diagnosticata dovrebbe prima determinare i suoi livelli di calcio e vitamina D prima di iniziare la supplementazione. Questi valori dovrebbero essere documentati in un diario della salute personale. Curiosamente, i risultati della ricerca mostrano una relazione complessa tra i livelli di vitamina D e l'attività della malattia nella sarcoidosi. Un basso livello di vitamina D (ipovitaminosi D) sembra essere associato a una maggiore attività della malattia [s245]. Questo pone una particolare sfida per medici e pazienti: da un lato, una supplementazione di vitamina D potrebbe essere potenzialmente vantaggiosa, dall'altro esiste il rischio di iperparatiroidismo. Per l'attuazione pratica, si raccomanda il seguente approccio: 1. Controllo regolare dei livelli di calcio, idealmente ogni 3-4 settimane all'inizio della supplementazione

2. Tenere un diario dettagliato dei sintomi con particolare attenzione a:

- Nausea

- Perdita di appetito

- Aumento della stanchezza

- Dolori muscolari o articolari
- Maggiore sete

Uno studio su 104 pazienti con sarcoidosi ha mostrato che circa il 5% dei pazienti ha sviluppato iperparatiroidismo durante la supplementazione di calcio e vitamina D [s245]. Tuttavia, è importante notare che la supplementazione non era la causa primaria dell'iperparatiroidismo. Questo sottolinea la necessità di una valutazione individuale di ciascun caso. Per la pratica, ciò significa che i pazienti con sarcoidosi o altre malattie granulomatose dovrebbero coordinare la loro supplementazione di vitamina D in modo particolarmente stretto con il loro medico curante. Un approccio sensato è l'introduzione graduale della supplementazione con controlli regolari dei valori di laboratorio pertinenti.

I pazienti dovrebbero anche imparare a prestare attenzione ai segnali di allerta precoce di iperparatiroidismo. Questi possono essere sottili e spesso trascurati. Un consiglio pratico è l'uso di una lista di controllo dei sintomi, da esaminare quotidianamente. Anche cambiamenti apparentemente innocui come:
- Leggeri disturbi di concentrazione
- Maggiore bisogno di urinare
- Cambiamenti nella digestione
- Stanchezza insolita

dovrebbero essere documentati e discussi con il medico curante. La dose di supplementazione di vitamina D in queste malattie dovrebbe generalmente essere impostata a un livello inferiore rispetto a quella delle persone sane. Un monitoraggio ravvicinato e, se necessario, un aggiustamento della dose sono essenziali per una supplementazione sicura.

Ipovitaminosi
Uno stato di carenza vitaminica che è al di sotto del valore minimo raccomandato e può causare vari problemi di salute.

Granulomatosi
Un gruppo di malattie in cui si formano piccoli focolai infiammatori (granulomi) in vari tessuti del corpo, spesso in risposta a un'infezione o ad altri stimoli.

Sarcoidosi
Una malattia sistemica infiammatoria in cui si formano piccoli noduli (granulomi) in vari organi, più comunemente nei polmoni e nei linfonodi.

4. 3. 3. Particolare attenzione nell'iperparatiroidismo

Nel caso di iperparatiroidismo primario (pHPT), è necessaria la massima cautela nella supplementazione di vitamina D3, poiché questa condizione porta già a un metabolismo del calcio alterato [s247]. La produzione eccessiva di paratormone da parte delle ghiandole paratiroidi può, in combinazione con la vitamina D3, portare a un pericoloso aumento della hyperkalzaemie. Per i pazienti, è essenziale un programma di monitoraggio strutturato. Il trattamento deve avvenire esclusivamente sotto supervisione medica [s248]. Un esempio concreto del piano di monitoraggio: nella prima settimana dopo l'inizio della terapia, si effettua il primo controllo dei parametri biochimici, ulteriori controlli si svolgono nelle settimane 4, 8 e 12. In particolare, vengono verificati i valori di calcio e la funzione renale.

I pazienti dovrebbero tenere un diario della salute dettagliato, in cui documentano quotidianamente i seguenti aspetti:
- Benessere generale
- Comparsa di affaticamento o debolezza
- Problemi digestivi
- Cambiamenti nella minzione
- Dolori muscolari o articolari

La situazione è particolarmente critica per i pazienti con ipercalciuria o urolitiasi (calcoli renali). Qui, il medico curante deve effettuare un'attenta valutazione del rischio e del beneficio [s247]. Un consiglio pratico per i pazienti: oltre al diario della salute, tenere un protocollo di assunzione di liquidi e prestare attenzione a un'adeguata assunzione di almeno 2,5 litri al giorno. In caso di sospetto di pHPT mascherato - ciò significa che le tipiche alterazioni dei valori di laboratorio sono coperte da una carenza di vitamina D concomitante - è necessaria particolare attenzione [s248]. In tali casi, una supplementazione di vitamina D3 inizialmente apparentemente innocua può portare a una rapida demascheramento del pHPT. Pertanto, i pazienti dovrebbero essere formati per percepire e documentare anche cambiamenti sottili. Un'importante esclusione: i pazienti con insufficienza renale avanzata (GFR stimata inferiore a 30 ml/min/1,73 m^2) necessitano di un protocollo di trattamento specificamente adattato [s248]. Per questo gruppo di pazienti, si applicano linee guida speciali che devono essere concordate con un nefrologo. Per l'attuazione pratica, si consiglia il seguente approccio: 1. Creare insieme al proprio medico un piano di monitoraggio individuale 2. Tenere un diario dei valori di laboratorio 3. Documentare tutte le assunzioni di farmaci 4. Annotare anomalie o disturbi 5. Concordare appuntamenti di controllo regolari

Al primo segno di un peggioramento, come:
- Aumento della sete
- Minzione più frequente
- Disturbi digestivi
- Difficoltà di concentrazione

è necessario contattare immediatamente il medico curante. Il monitoraggio della terapia dovrebbe considerare non solo i valori di laboratorio, ma anche il benessere soggettivo del paziente. Un approccio terapeutico olistico, che include anche fattori legati allo stile di vita come alimentazione e movimento, si è dimostrato efficace nella pratica.

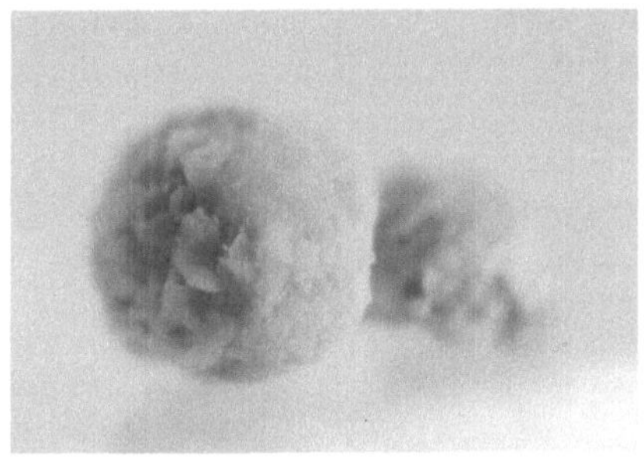

Urolitiasi [i13]

Glossario

Ipercalciuria
Un aumento dell'escrezione di calcio attraverso le urine, che aumenta significativamente il rischio di calcoli renali e può compromettere la funzione renale.

Iperparatiroidismo
Una malattia in cui le ghiandole paratiroidi producono troppo paratormone. Questo può portare a osteoporosi, problemi renali e livelli elevati di calcio nel sangue.

Nefrologo
Un medico specializzato in malattie renali, che si occupa della diagnosi e del trattamento delle malattie del sistema urinario.

Urolitiasi
La denominazione medica per la formazione di calcoli nel sistema urinario, che possono causare forti dolori e danni renali.

4. 3. 4. Adeguamento in caso di assunzione di anticonvulsivanti

Durante l'assunzione di anticonvulsivanti (antiepilettici) è necessaria una particolare attenzione al metabolismo della vitamina D, poiché questi farmaci possono influenzare significativamente il metabolismo della vitamina D [s249]. Questo effetto è particolarmente evidente nell'uso di carbamazepina, che è stata dimostrata portare a una riduzione dei livelli di 25-idrossivitamina D (25OHD) [s249]. Il meccanismo sottostante si basa sull'attivazione dell'enzima CYP3A4 nel fegato da parte di alcuni antiepilettici. Questo enzima accelera la degradazione della vitamina D in metaboliti inattivi [s250]. Di conseguenza, a causa di questo aumento del metabolismo, i livelli di vitamina D nel corpo possono diminuire significativamente, il che può avere effetti negativi sulla salute delle ossa a lungo termine [s250]. Per i pazienti che assumono anticonvulsivanti in modo permanente, ne derivano importanti conseguenze pratiche:

1. Monitoraggio regolare dei livelli di vitamina D:
- All'inizio della terapia dovrebbe essere effettuata una misurazione di base
- Controlli trimestrali nel primo anno
- Successivamente, controlli semestrali in caso di valori stabili

2. Adeguamento della supplementazione di vitamina D:
- Possono essere necessarie dosi più elevate
- Adeguamento individuale basato su misurazioni regolari
- Documentazione dell'assunzione e dei valori misurati in un diario terapeutico

Un esempio pratico illustra la necessità di un monitoraggio ravvicinato: un paziente che assume carbamazepina da due anni dovrebbe controllare i suoi livelli di vitamina D ogni 6 mesi. In caso di carenza di vitamina D, potrebbe essere necessaria una dose di supplementazione più alta, che deve però essere attentamente titrata.

È particolarmente importante prestare attenzione ai possibili segnali di allerta che possono indicare una carenza di vitamina D:
- Aumento della stanchezza
- Dolori muscolari o debolezza
- Maggiore suscettibilità alle infezioni
- Variazioni dell'umore

Per l'attuazione pratica si consiglia il seguente approccio: 1. Tenere un protocollo di assunzione per anticonvulsivanti e vitamina D 2. Documentare i sintomi che si presentano 3. Rispettare gli appuntamenti di controllo regolari 4. Discutere tempestivamente eventuali anomalie con il medico curante La ricerca mostra che i consumatori a lungo termine di antiepilettici presentano, rispetto ai gruppi di controllo, non solo livelli di vitamina D più bassi, ma anche una densità ossea ridotta [s250]. Ciò sottolinea l'importanza di un monitoraggio e di una supplementazione proattivi. Per i medici curanti è importante sapere che l'uso di farmaci induttori di CYP3A4 deve essere considerato come un potenziale fattore di rischio per una carenza di vitamina D [s251]. Tuttavia, l'attuale stato della ricerca indica anche che l'influenza degli anticonvulsivanti sullo stato della vitamina D in alcuni gruppi di pazienti non è ancora stata sufficientemente studiata [s251]. Questo rende ancora più importante una valutazione e un adeguamento individuale della terapia.

Un ulteriore consiglio pratico per i soggetti interessati è la creazione di un piano di gestione della vitamina D personale in collaborazione con il medico curante. Questo dovrebbe includere i seguenti aspetti:
- Dose di supplementazione personalizzata
- Piano per le visite di controllo
- Elenco dei sintomi rilevanti per l'auto-osservazione
- Contatti di emergenza per problemi acuti

La revisione e l'adeguamento regolari di questo piano sono essenziali per una terapia a lungo termine di successo.

Anticonvulsivanti
Farmaci per il trattamento delle crisi epilettiche che regolano l'attività elettrica nel cervello. Conosciuti anche come antiepilettici.

Carbamazepina
Un anticonvulsivante comunemente prescritto, utilizzato anche per il dolore neuropatico e i disturbi bipolari.

Metabolita
Prodotti intermedi e finali che si formano durante la trasformazione delle sostanze nel corpo.

Titratura
Adeguamento graduale di una dose di farmaco per ottenere l'effetto ottimale con effetti collaterali minimi.

Riepilogo - 4. 3. Controindicazioni e precauzioni

- Nei casi di malattie renali, il limite superiore sicuro per l'assunzione giornaliera di vitamina D è di 10.000 UI.
- La supplementazione dovrebbe essere interrotta se il livello di calcio corretto supera 10,2 mg/dL o se il livello di fosfato supera 4,6 mg/dL.
- Nella sarcoidosi, i granulomi producono in modo aumentato l'enzima 1α-idrossilasi, il che porta a una maggiore conversione della vitamina D nella sua forma attiva.
- Uno studio su 104 pazienti con sarcoidosi ha mostrato che circa il 5% di essi ha sviluppato ipercalcemia sotto supplementazione di calcio e vitamina D.
- Nell'iperparatiroidismo primario, la supplementazione di vitamina D3 può portare a un pericoloso aumento dell'ipercalcemia.
- Un iperparatiroidismo mascherato può essere occultato da una carenza di vitamina D concomitante.
- Il carbamazepina riduce i livelli di 25-idrossi-vitamina D attivando l'enzima CYP3A4.
- Gli utenti a lungo termine di antiepilettici presentano, rispetto ai gruppi di controllo, non solo livelli di vitamina D più bassi, ma anche una densità ossea ridotta.

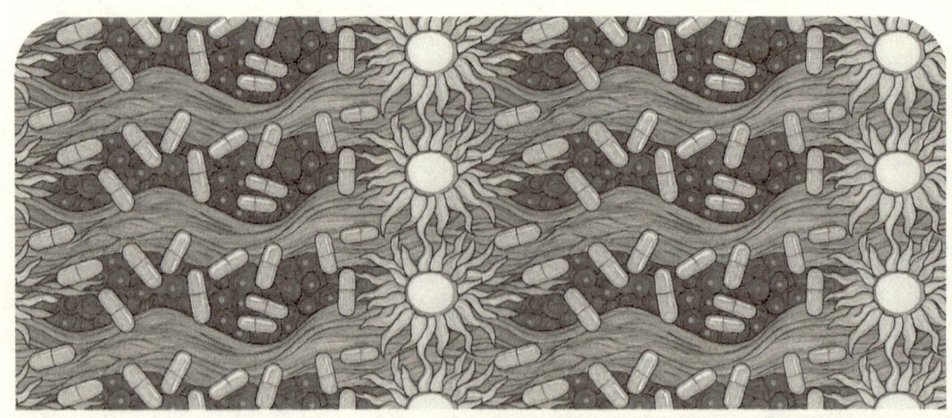

Revisione - 4. Sicurezza e monitoraggio

- Il livello ottimale di vitamina D è compreso tra 50 e 125 nmol/L, misurato come 25-idrossivitamina D.
- Una grave carenza al di sotto di 30 nmol/L può avere conseguenze sanitarie drammatiche.
- Il metodo LC-MS/MS è considerato il gold standard per la determinazione della vitamina D.
- La proteina di legame della vitamina D è significativamente più bassa nei pazienti in terapia intensiva e più alta nelle donne in gravidanza.
- I primi segni di un sovradosaggio si sviluppano spesso in modo subdolo e possono essere facilmente trascurati.
- Una tossicità da vitamina D può indebolire le ossa e causare danni agli organi, come cuore e reni.
- Nella sarcoidosi, i granulomi producono in modo aumentato l'enzima 1α-idrossilasi.
- Circa il 5% dei pazienti con sarcoidosi sviluppa ipercalcemia durante la supplementazione.
- Nel caso di iperparatiroidismo primario, la vitamina D3 può pericolosamente amplificare l'ipercalcemia.
- Gli anticonvulsivanti attivano l'enzima CYP3A4, che accelera il metabolismo della vitamina D.
- Già 40 UI di vitamina D3 aumentano la concentrazione sierica di circa 1 nM.
- Il limite superiore tollerabile è di 2.500 UI al giorno per bambini a partire da 9 anni e per adulti.
- I modelli di regressione multivariata possono prevedere i fattori di rischio per la carenza di vitamina D.

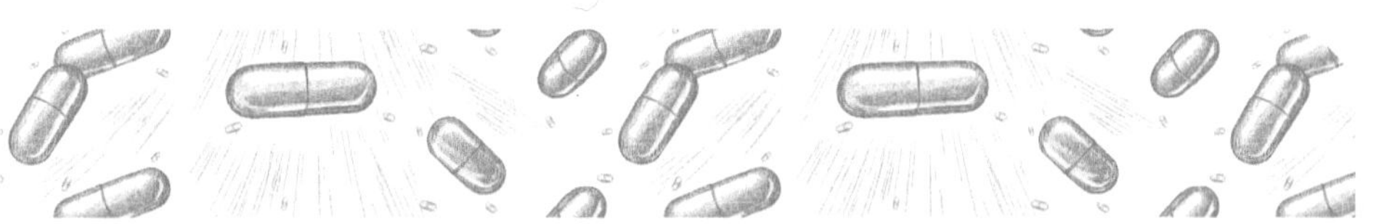

Offerte aggiuntive gratuite in programma

Siamo lieti di potervi offrire in futuro materiali supplementari gratuiti per questo libro:

- Un capitolo bonus esclusivo con contenuti aggiuntivi
- Un riassunto compatto dell'intero libro in formato PDF

La pubblicazione di questi materiali è prevista per gennaio 2025.
Vi invitiamo a visitare il nostro sito web già da oggi. Non appena il nostro servizio newsletter sarà attivo (previsto per gennaio 2025), potrete registrarvi per ricevere aggiornamenti e non perdere alcuna novità sulle offerte aggiuntive gratuite.

SaageBooks.com/it/integrazione_di_vitamina_d3-bonus-TIS2JW

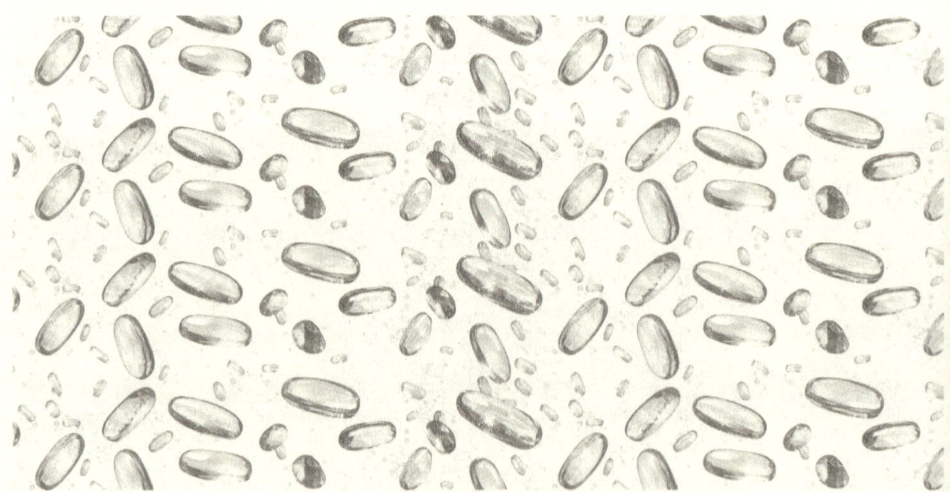

Cari lettori,

Sono profondamente onorato che abbiate dedicato del tempo a leggere il mio libro dall'inizio alla fine. Come autore, il mio più grande desiderio è fornirvi preziose intuizioni e una guida pratica. La vostra fiducia nel mio lavoro significa molto per me. Spero che la lettura sia stata arricchente per voi. Se avete domande o suggerimenti, non esitate a contattarmi attraverso il nostro sito web.

Se avete apprezzato questo libro, gradirei molto una recensione onesta. La vostra opinione è importante per me e aiuta altri lettori a prendere la loro decisione. Potete facilmente lasciare la vostra valutazione onesta sulla piattaforma di vendita dove avete acquistato il libro.
Grazie per il vostro supporto!

Artemis Saage

Saage Media GmbH

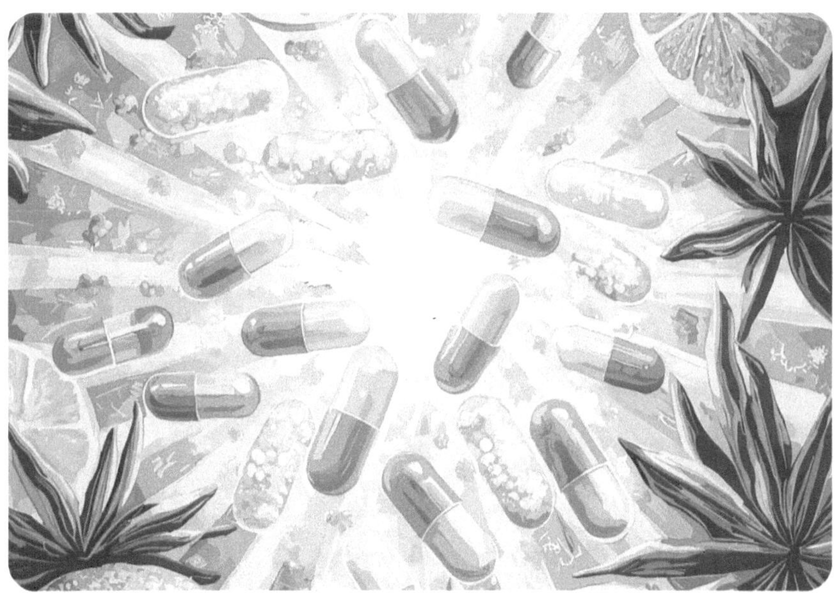

SaageBooks.com/it

Scopri di più! Il nostro sito web editoriale ti offre una vasta selezione di libri aggiuntivi e pubblicazioni interessanti. Oltre ai contenuti gratuiti e ai materiali bonus esclusivi, troverai anche informazioni approfondite sulle nostre opere. Sfoglia la nostra vasta offerta digitale e lasciati ispirare da ulteriori esperienze di lettura. Come servizio speciale, offriamo sia contenuti gratuiti che a pagamento per completare perfettamente la tua esperienza di lettura.

SaageBooks.com/it

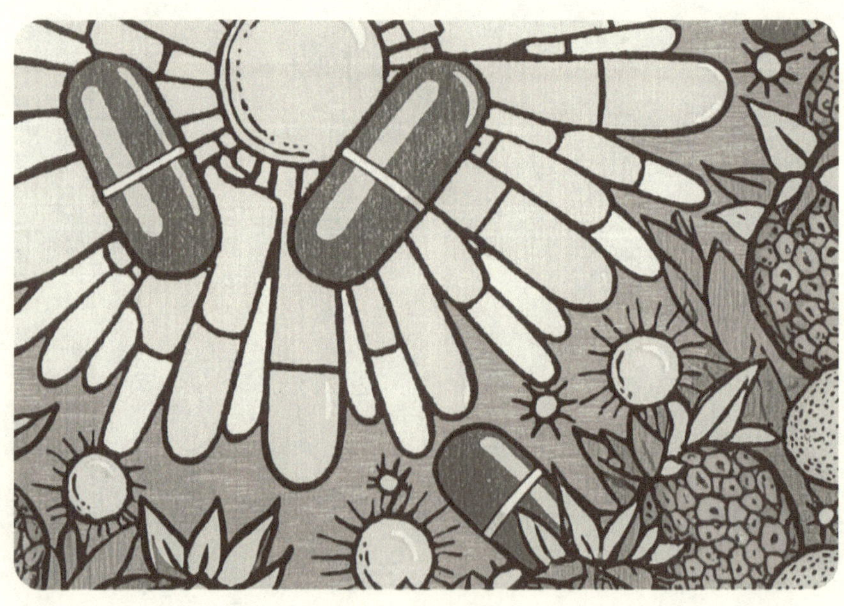

Fonti

I miei sinceri ringraziamenti vanno a tutti gli autori delle fonti scientifiche e non scientifiche citate, ai gestori dei siti web referenziati e ai creatori delle immagini, grafiche e studi utilizzati, il cui prezioso lavoro ha contribuito in modo significativo alla creazione di questo libro.
Per ulteriori informazioni, ti consiglio di visitare i siti web delle fonti collegati.

Tutte le fonti sono state consultate l'ultima volta il: 2024-12-20

[s1] - https://pubmed.ncbi.nlm.nih.gov/2825606/
Autore: M F Holick, E Smith, S Pincus
Titolo: Skin as the site of vitamin D synthesis and target tissue for 1,25-dihydroxyvitamin D3. Use of calcitriol (1,25-dihydroxyvitamin D3) for treatment of psoriasis
di: US Department of AgricultureHuman Nutrition Research Center, Tufts University
Data di pubblicazione: 1987-12
Sito web: PubMed
Editore: Archives of Dermatology

[s2] - https://ec.europa.eu/health/scientific_committees/scheer/docs/sunbeds_co99a_en.pdf
Autore: Michael F Holick, Tai C Chen, Zhiren Lu, Edward Sauter
Titolo: Vitamin D and Skin Physiology: A D-Lightful Story
Data di pubblicazione: 2007
Sito web: European Commission
Editore: American Society for Bone and Mineral Research

[s3] - https://pubmed.ncbi.nlm.nih.gov/2839537/
Autore: A R Webb, L Kline, M F Holick
Titolo: Influence of season and latitude on the cutaneous synthesis of vitamin D3: exposure to winter sunlight in Boston and Edmonton will not promote vitamin D3 synthesis in human skin
di: Boston University Medical School
Data di pubblicazione: 1988-08
Sito web: PubMed
Editore: J Clin Endocrinol Metab

[s4] - https://lpi.oregonstate.edu/mic/health-disease/skin-health/vitamin-D
Titolo: Vitamin D and Skin Health
di: Oregon State University
Sito web: Linus Pauling Institute Micronutrient Information Center

[s5] - https://www.nature.com/articles/s41598-024-54188-5
Autore: Mehmet Ali Kallioglu, Ashutosh Sharma, Aysan Kallioglu, Sunil Kumar, Rohit Khargotra, Tej Singh
Titolo: UV index-based model for predicting synthesis of (pre-)vitamin D3 in the mediterranean basin
di: Nature Publishing Group
Data di pubblicazione: 2024-02-12
Sito web: nature.com
Editore: Scientific Reports

[s6] - https://www.skincancer.org/blog/sun-protection-and-vitamin-d/
Autore: ANNE MARIE MCNEILL, MD, PHD and ERIN WESNER
Titolo: Sun Protection and Vitamin D
di: Skin Cancer Foundation
Data di pubblicazione: March 14, 2019
Sito web: Skin Cancer Foundation

[s7] - https://www.yalemedicine.org/news/vitamin-d-myths-debunked
Autore: Colleen Moriarty
Titolo: Vitamin D Myths D-bunked
di: Yale Medicine
Data di pubblicazione: March 15, 2018
Sito web: Yale Medicine

[s8] - https://www.nature.com/articles/s12276-018-0038-9
Autore: Sang-Min Jeon, Eun-Ae Shin
Titolo: Exploring vitamin D metabolism and function in cancer
di: Nature Publishing Group
Data di pubblicazione: 2018-04-16
Sito web: nature.com
Editore: Nature Publishing Group

[s9] - https://biotechnologyforbiofuels.biomedcentral.com/articles/10.1186/s13068-022-02209-8
Autore: Zheyi Wang, Yan Zeng, Hongmin Jia, Niping Yang, Mengshuang Liu, Mingyue Jiang, Yanning Zheng
Titolo: Bioconversion of vitamin D3 to bioactive calcifediol and calcitriol as high-value compounds
Data di pubblicazione: 13 October 2022
Sito web: Biotechnology for Biofuels and Bioproducts
Editore: BMC

[s10] - https://www.ncbi.nlm.nih.gov/books/NBK278935/
Autore: Daniel D. Bikle, MD, PhD
Titolo: Vitamin D: Production, Metabolism and Mechanisms of Action
di: National Library of Medicine, National Institutes of Health
Data di pubblicazione: December 31, 2021
Sito web: NCBI Bookshelf
Editore: MDText.com, Inc.

[s11] - https://pubmed.ncbi.nlm.nih.gov/7584527/
Autore: M F Holick
Titolo: Defects in the synthesis and metabolism of vitamin D
di: Boston University Medical Center
Data di pubblicazione: 1995
Sito web: PubMed
Editore: Exp Clin Endocrinol Diabetes

[s12] - https://clinicalepigeneticsjournal.biomedcentral.com/articles/10.1007/s13148-011-0021-y
Autore: Heidrun Karlic, Franz Varga
Titolo: Impact of vitamin D metabolism on clinical epigenetics
Data di pubblicazione: 08 February 2011
Sito web: Clinical Epigenetics
Editore: BMC

[s13] - https://www.ncbi.nlm.nih.gov/books/NBK441912/
Autore: Krati Chauhan; Mahsa Shahrokhi; Martin R. Huecker
Titolo: Vitamin D
di: StatPearls Publishing
Data di pubblicazione: 2024 Jan-
Sito web: NCBI Bookshelf
Editore: National Library of Medicine, National Institutes of Health

[s14] - https://www.nature.com/articles/boneres201641
Autore: Vaishali Veldurthy, Ran Wei, Leyla Oz, Puneet Dhawan, Yong Heui Jeon, Sylvia Christakos
Titolo: Vitamin D, calcium homeostasis and aging
di: Nature Publishing Group
Data di pubblicazione: 2016-10-18
Sito web: Nature
Editore: Nature Publishing Group

[s15] - https://www.ncbi.nlm.nih.gov/books/NBK482510/
Autore: John J. Lofrese; Hajira Basit; Sarah L. Lappin
Titolo: Physiology, Parathyroid
di: StatPearls Publishing
Data di pubblicazione: 2024 Jan-
Sito web: NCBI Bookshelf
Editore: National Library of Medicine, National Institutes of Health

[s16] - https://pubmed.ncbi.nlm.nih.gov/26678915/
Autore: I Szymczak, R Pawliczak
Titolo: The Active Metabolite of Vitamin D3 as a Potential Immunomodulator
Data di pubblicazione: 2016-02
Sito web: PubMed
Editore: The Foundation for the Scandinavian Journal of Immunology

[s17] - https://pubmed.ncbi.nlm.nih.gov/26678915/
Autore: I Szymczak, R Pawliczak
Titolo: The Active Metabolite of Vitamin D3 as a Potential Immunomodulator
di: Medical University of Lodz
Data di pubblicazione: 2016-02
Sito web: PubMed
Editore: The Foundation for the Scandinavian Journal of Immunology

[s18] - https://www.nature.com/articles/pr2009130
Autore: Valencia P Walker, Robert L Modlin
Titolo: The Vitamin D Connection to Pediatric Infections and Immune Function
di: Nature Publishing Group
Data di pubblicazione: May 2009
Sito web: nature.com
Editore: Pediatric Research

[s19] - https://www.thieme-connect.com/products/ejournals/pdf/10.1055/s-0041-1730084.pdf
Autore: Ahmed Yaqinuddin, Ayesha Rahman Ambia, Raghad A. Alaujan
Titolo: Immunomodulatory Effects of Vitamin D and Vitamin C to Improve Immunity in COVID-19 Patients
di: Alfaisal University
Data di pubblicazione: 2021-05-12
Sito web: Thieme
Editore: Thieme Medical and Scientific Publishers Pvt. Ltd.

[s20] - https://www.explorationpub.com/uploads/Article/A10039/10039.pdf
Autore: Saptadip Samanta
Titolo: Vitamin D and immunomodulation in the skin: a useful affirmative nexus
di: Midnapore College
Data di pubblicazione: June 30, 2021
Sito web: Exploration of Immunology

[s21] - https://bsd.biomedcentral.com/articles/10.1186/s13293-021-00358-3
Autore: Maria Luisa Dupuis, Maria Teresa Pagano, Marina Pierdominici, Elena Ortona
Titolo: The role of vitamin D in autoimmune diseases: could sex make the difference?
di: BMC (Biomed Central)
Data di pubblicazione: 12 January 2021
Sito web: Biology of Sex Differences
Editore: BMC

[s22] - https://academic.oup.com/braincomms/article-pdf/4/4/fcac171/45028143/fcac171.pdf
Autore: Manon Galoppin, Saniya Kari, Sasha Soldati, Arindam Pal, Manon Rival, Britta Engelhardt, Anne Astier, Eric Thouvenot
Titolo: Full spectrum of vitamin D immunomodulation in multiple sclerosis: mechanisms and therapeutic implications
di: Oxford University Press
Data di pubblicazione: June 30, 2022
Sito web: Oxford Academic
Editore: Oxford University Press

[s23] - https://www.nature.com/articles/s41598-024-51779-0
Autore: Wei Z. Yeh, Rodney Lea, Jim Stankovich, Sandeep Sampangi, Louise Laverick, Anneke Van der Walt, Vilija Jokubaitis, Melissa Gresle, Helmut Butzkueven
Titolo: Transcriptomics identifies blunted immunomodulatory effects of vitamin D in people with multiple sclerosis
di: Nature Publishing Group
Data di pubblicazione: 16 January 2024
Sito web: Nature
Editore: Scientific Reports

[s24] - https://blog.bridgeathletic.com/vitamin-d-a-key-player-in-bone-health-sports-performance-recovery
Autore: Dr. Emily Kraus
Titolo: Vitamin D: A Key Player in Bone Health, Sports Performance, Recovery
di: Bridge Athletic
Data di pubblicazione: February 13, 2017
Sito web: Bridge Athletic

[s25] - http://www.gssiweb.org/sports-science-exchange/article/sse-148-the-importance-of-vitamin-d-for-athletes
Autore: Enette Larson-Meyer
Titolo: The Importance of Vitamin D for Athletes
di: GSSI
Data di pubblicazione: July 2015
Sito web: Sports Science Exchange

[s26] - https://www.ncbi.nlm.nih.gov/pmc/articles/PMC4427016/
Autore: Matthieu Halfon, Olivier Phan, Daniel Teta
Titolo: Vitamin D: A Review on Its Effects on Muscle Strength, the Risk of Fall, and Frailty
di: Centre Hospitalier Universitaire Vaudois (CHUV)
Data di pubblicazione: 2015 Apr 27
Sito web: NCBI
Editore: Hindawi Publishing Corporation

[s27] - https://www.garvan.org.au/news-resources/news/vitamin-d-deficiency-may-impair-muscle-function
Autore: Dr Andrew Philp
Titolo: Vitamin D deficiency may impair muscle function
di: Garvan Institute of Medical Research
Data di pubblicazione: 2021-04-21
Sito web: Garvan Institute of Medical Research

[s28] - https://jissn.biomedcentral.com/articles/10.1186/s12970-015-0093-8
Autore: Dylan T. Dahlquist, Brad P. Dieter, Michael S. Koehle
Titolo: Plausible ergogenic effects of vitamin D on athletic performance and recovery
Data di pubblicazione: 19 August 2015
Sito web: Journal of the International Society of Sports Nutrition
Editore: BMC

[s29] - https://pubmed.ncbi.nlm.nih.gov/24256495/
Autore: Christian M Girgis, Roderick J Clifton-Bligh, Nigel Turner, Sue Lynn Lau, Jenny E Gunton
Titolo: Effects of vitamin D in skeletal muscle: falls, strength, athletic performance and insulin sensitivity
di: Garvan Institute of Medical Research
Data di pubblicazione: 2014-02
Sito web: PubMed
Editore: John Wiley Sons Ltd

[s30] - https://pubmed.ncbi.nlm.nih.gov/26535872/
Autore: Matthew A Wyon, Roger Wolman, Alan M Nevill, Ross Cloak, George S Metsios, Douglas Gould, Andrew Ingham, Yiannis Koutedakis
Titolo: Acute Effects of Vitamin D3 Supplementation on Muscle Strength in Judoka Athletes: A Randomized Placebo-Controlled, Double-Blind Trial
Data di pubblicazione: 2016-07
Sito web: PubMed
Editore: Clin J Sport Med

[s31] - https://jneuroengrehab.biomedcentral.com/articles/10.1186/1743-0003-7-50
Autore: Cedric Annweiler, Manuel Montero-Odasso, Anne M Schott, Gilles Berrut, Bruno Fantino, Olivier Beauchet
Titolo: Fall prevention and vitamin D in the elderly: an overview of the key role of the non-bone effects
Data di pubblicazione: 11 October 2010
Sito web: Journal of NeuroEngineering and Rehabilitation
Editore: BMC

[s32] - https://pubmed.ncbi.nlm.nih.gov/28516265/
Autore: Michael F Holick
Titolo: The vitamin D deficiency pandemic: Approaches for diagnosis, treatment and prevention
di: Boston University Medical Center
Data di pubblicazione: 2017-06
Sito web: PubMed
Editore: Springer

[s33] - https://www.nature.com/articles/s41430-020-0558-y
Autore: Karin Amrein, Mario Scherkl, Magdalena Hoffmann, Stefan Neuwersch-Sommeregger, Markus Kstenberger, Adelina Tmava Berisha, Gennaro Martucci, Stefan Pilz, Oliver Malle
Titolo: Vitamin D deficiency 2.0: an update on the current status worldwide
di: Nature Publishing Group
Data di pubblicazione: 20 January 2020
Sito web: Nature
Editore: European Journal of Clinical Nutrition

[s34] - https://www.yalemedicine.org/conditions/vitamin-d-deficiency
Titolo: Vitamin D Deficiency
di: Yale Medicine
Sito web: Yale Medicine

[s35] - https://lpi.oregonstate.edu/mic/vitamins/vitamin-D
Titolo: Vitamin D
di: Oregon State University
Sito web: Linus Pauling Institute

[s36] - https://bmcgeriatr.biomedcentral.com/articles/10.1186/s12877-016-0405-0
Autore: Isolde Sommer, Ursula Griebler, Christina Kien, Stefanie Auer, Irma Klerings, Renate Hammer, Peter Holzer, Gerald Gartlehner
Titolo: Vitamin D deficiency as a risk factor for dementia: a systematic review and meta-analysis
di: BMC
Data di pubblicazione: 2017-01-13
Sito web: BMC Geriatrics
Editore: BMC

[s37] - https://medlineplus.gov/vitaminddeficiency.html
Titolo: Vitamin D Deficiency
di: National Library of Medicine
Data di pubblicazione: April 22, 2024
Sito web: MedlinePlus

[s38] - https://www.ncbi.nlm.nih.gov/books/NBK532266/
Autore: Omeed Sizar; Swapnil Khare; Amandeep Goyal; Amy Givler
Titolo: Vitamin D Deficiency
di: StatPearls Publishing
Data di pubblicazione: 2024 Jan-
Sito web: NCBI Bookshelf
Editore: StatPearls Publishing

[s39] - https://www.nature.com/articles/s41430-020-0558-y
Autore: Karin Amrein, Mario Scherkl, Magdalena Hoffmann, Stefan Neuwersch-Sommeregger, Markus Kstenberger, Adelina Tmava Berisha, Gennaro Martucci, Stefan Pilz, Oliver Malle
Titolo: Vitamin D deficiency 2.0: an update on the current status worldwide
Data di pubblicazione: 20 January 2020
Sito web: Nature
Editore: European Journal of Clinical Nutrition

[s40] - https://pubmed.ncbi.nlm.nih.gov/31959942/
Autore: Karin Amrein, Mario Scherkl, Magdalena Hoffmann, Stefan Neuwersch-Sommeregger, Markus Kstenberger, Adelina Tmava Berisha, Gennaro Martucci, Stefan Pilz, Oliver Malle
Titolo: Vitamin D deficiency 2.0: an update on the current status worldwide
di: Medical University of Graz
Data di pubblicazione: 2020-01-20
Sito web: PubMed
Editore: Eur J Clin Nutr

[s41] - https://news.tulane.edu/pr/could-vitamin-deficiency-cause-double-jointedness-and-troubling-connective-tissue-disorder
Autore: Andrew J. Yawn
Titolo: Could a Vitamin Deficiency Cause 'double-jointedness' and Troubling Connective-tissue Disorder?
di: Tulane University
Data di pubblicazione: April 10, 2023
Sito web: Tulane News

[s42] - https://lpi.oregonstate.edu/mic/vitamins/vitamin-D
Titolo: Vitamin D
di: Oregon State University
Sito web: Linus Pauling Institute

[s43] - https://bmcnutr.biomedcentral.com/articles/10.1186/s40795-023-00767-0
Autore: Mahendra Kumar Trivedi, Alice Branton, Dahryn Trivedi, Sambhu Mondal, Snehasis Jana
Titolo: Vitamin D3 supplementation improves spatial memory, muscle function, pain score, and modulates different functional physiological biomarkers in vitamin D3 deficiency diet (VDD)-induced rats model
Data di pubblicazione: 25 September 2023
Sito web: BMC Nutrition
Editore: BMC

[s44] - https://bsd.biomedcentral.com/articles/10.1186/s13293-021-00358-3
Autore: Maria Luisa Dupuis, Maria Teresa Pagano, Marina Pierdominici, Elena Ortona
Titolo: The role of vitamin D in autoimmune diseases: could sex make the difference?
di: BMC
Data di pubblicazione: 2021-01-12
Sito web: Biology of Sex Differences
Editore: BMC

[s45] - https://www.nature.com/articles/pr2009130
Autore: Valencia P Walker, Robert L Modlin
Titolo: The Vitamin D Connection to Pediatric Infections and Immune Function
Data di pubblicazione: May 2009
Sito web: nature.com
Editore: Pediatric Research

[s46] - https://link.springer.com/article/10.1007/s00223-019-00577-2
Autore: Stephanie R. Harrison, Danyang Li, Louisa E. Jeffery, Karim Raza, Martin Hewison
Titolo: Vitamin D, Autoimmune Disease and Rheumatoid Arthritis
di: Springer
Data di pubblicazione: 08 July 2019
Sito web: SpringerLink
Editore: Calcified Tissue International

[s47] - https://jneuroinflammation.biomedcentral.com/articles/10.1186/1742-2094-9-201
Autore: Gehan A Mostafa, Laila Y AL-Ayadhi
Titolo: Reduced serum concentrations of 25-hydroxy vitamin D in children with autism: Relation to autoimmunity
Data di pubblicazione: 17 August 2012
Sito web: Journal of Neuroinflammation
Editore: BMC

[s48] - https://pubmed.ncbi.nlm.nih.gov/30853311/
Autore: Erin Yamamoto, Trine N Joergensen
Titolo: Immunological effects of vitamin D and their relations to autoimmunity
di: Cleveland Clinic
Data di pubblicazione: 2019-03-08
Sito web: PubMed
Editore: Elsevier Ltd

[s49] - https://pubmed.ncbi.nlm.nih.gov/15585788/
Autore: Michael F Holick
Titolo: Sunlight and vitamin D for bone health and prevention of autoimmune diseases, cancers, and cardiovascular disease
di: Boston University Medical Center
Data di pubblicazione: 2004-12
Sito web: PubMed
Editore: American Journal of Clinical Nutrition

[s50] - https://www.ncbi.nlm.nih.gov/pmc/articles/PMC10379599/
Autore: Mansour Almuqbil, Moneer E Almadani, Salem Ahmad Albraiki, Ali Musharraf Alamri, Ahmed Alshehri, Adel Alghamdi, Sultan Alshehri, Syed Mohammed Basheeruddin Asdaq
Titolo: Impact of Vitamin D Deficiency on Mental Health in University Students: A Cross-Sectional Study
Data di pubblicazione: 2023-07-23
Sito web: NCBI
Editore: MDPI

[s51] - https://psychiatry-psychopharmacology.com/en/vitamin-d-deficiency-in-depressive-anxiety-and-adjustment-disorder-13722
Autore: Efruz Pirdogan Aydin, Mihriban Dalkiran Varkal, Omur Gunday Toker, Omer Akil Ozer, Kayihan Oguz Karamustafalioglu
Titolo: Vitamin D deficiency in depressive, anxiety and adjustment disorder
di: Sisli Hamidiye Etfal Training and Research Hospital
Data di pubblicazione: 13 February 2021
Sito web: Psychiatry and Clinical Psychopharmacology

[s52] - https://link.springer.com/article/10.1007/s13668-022-00441-0
Autore: Serife Akpinar, Makbule Gezmen Karadag
Titolo: Is Vitamin D Important in Anxiety or Depression? What Is the Truth?
di: Springer
Data di pubblicazione: 2022-09-13
Sito web: SpringerLink
Editore: Current Nutrition Reports

[s53] - https://pubmed.ncbi.nlm.nih.gov/24226892/
Autore: Lucinda J Black, Peter Jacoby, Karina L Allen, Gina S Trapp, Prue H Hart, Susan M Byrne, Trevor A Mori, Lawrence J Beilin, Wendy H Oddy
Titolo: Low vitamin D levels are associated with symptoms of depression in young adult males
di: Telethon Institute for Child Health Research, Centre for Child Health Research, The University of Western Australia
Data di pubblicazione: 2014-05
Sito web: PubMed
Editore: Aust N Z J Psychiatry

[s54] - https://pubmed.ncbi.nlm.nih.gov/34835934/
Autore: Dominika Guzek, Aleksandra Kolota, Katarzyna Lachowicz, Dominika Skolmowska, Malgorzata Stachon, Dominika Glabska **Titolo:** Influence of Vitamin D Supplementation on Mental Health in Diabetic Patients: A Systematic Review
di: Warsaw University of Life Sciences (WULS-SGGW) **Data di pubblicazione:** 2021-10-20
Sito web: pubmed.ncbi.nlm.nih.gov **Editore:** Nutrients

[s55] - https://www.nature.com/articles/s41533-021-00239-7
Autore: Mohammad J. Alkhatatbeh, Haneen S. Almomani, Khalid K. Abdul-Razzak, Shaher Samrah **Titolo:** Association of asthma with low serum vitamin D and its related musculoskeletal and psychological symptoms in adults: a case-control study
di: King Abdullah University Hospital **Data di pubblicazione:** 2021-05-14
Sito web: Nature **Editore:** npj Primary Care Respiratory Medicine

[s56] - https://lpi.oregonstate.edu/mic/health-disease/skin-health/vitamin-D
Titolo: Vitamin D and Skin Health **di:** Oregon State University
Sito web: Linus Pauling Institute Micronutrient Information Center

[s57] - https://www.solius.com/benefits-of-sunlight
Titolo: The Health Benefits of Sunlight **di:** Solius
Sito web: Solius

[s58] - https://www.nature.com/articles/s41598-017-11362-2
Autore: T. A. Kalajian, A. Aldoukhi, A. J. Veronikis, K. Persons, M. F. Holick **Titolo:** Ultraviolet B Light Emitting Diodes (LEDs) Are More Efficient and Effective in Producing Vitamin D3 in Human Skin Compared to Natural Sunlight
Data di pubblicazione: 2017-09-13 **Sito web:** Nature
Editore: Scientific Reports

[s59] - https://www.nhs.uk/conditions/vitamins-and-minerals/vitamin-d/
Titolo: Vitamin D **di:** NHS
Data di pubblicazione: 03 August 2020 **Sito web:** NHS

[s60] - https://ipo.rpi.edu/invention/uvb-artificial-sunlight-device-vitamin-d-production
Autore: Danuel Carr, Ukwatte Lokuliyanage Indika Upendra Perera, Rohan Nagare **Titolo:** UVB, Artificial Sunlight Device for Vitamin-D Production
di: Rensselaer Polytechnic Institute **Data di pubblicazione:** 14 July, 2020
Sito web: Rensselaer Polytechnic Institute

[s61] - https://www.skincancer.org/blog/sun-protection-and-vitamin-d/
Autore: ANNE MARIE MCNEILL, MD, PHD and ERIN WESNER **Titolo:** Sun Protection and Vitamin D
di: Skin Cancer Foundation **Data di pubblicazione:** March 14, 2019
Sito web: Skin Cancer Foundation

[s62] - https://www.nhs.uk/conditions/vitamins-and-minerals/vitamin-d/
Titolo: Vitamin D **di:** NHS
Data di pubblicazione: 03 August 2020 **Sito web:** NHS

[s63] - https://www.nhs.uk/pregnancy/keeping-well/vitamins-supplements-and-nutrition/
Titolo: Vitamins, supplements and nutrition in pregnancy **di:** NHS
Data di pubblicazione: 1 September 2023 **Sito web:** NHS

[s64] - https://www.ncbi.nlm.nih.gov/books/NBK218749/
Autore: National Research Council (US) Committee on Diet and Health **Titolo:** Diet and Health: Implications for Reducing Chronic Disease Risk
Data di pubblicazione: 1989 **Sito web:** NCBI
Editore: National Academies Press (US)

[s65] - https://extension.colostate.edu/topic-areas/nutrition-food-safety-health/fat-soluble-vitamins-a-d-e-and-k-9-315/
Autore: J. Clifford, A. Kozil **Titolo:** Fat-Soluble Vitamins: A, D, E, and K 9.315
di: Colorado State University Extension **Data di pubblicazione:** 917
Sito web: Colorado State University Extension

[s66] - https://www.yalemedicine.org/news/vitamin-d-myths-debunked
Autore: Colleen Moriarty **Titolo:** Vitamin D Myths D-bunked
di: Yale Medicine **Data di pubblicazione:** March 15, 2018
Sito web: Yale Medicine

[s67] - https://www.nature.com/articles/s41430-020-0558-y
Autore: Karin Amrein, Mario Scherkl, Magdalena Hoffmann, Stefan Neuwersch-Sommeregger, Markus Kstenberger, Adelina Tmava Berisha, Gennaro Martucci, Stefan Pilz, Oliver Malle **Titolo:** Vitamin D deficiency 2.0: an update on the current status worldwide
di: Nature Publishing Group **Data di pubblicazione:** 20 January 2020
Sito web: Nature **Editore:** European Journal of Clinical Nutrition

[s68] - https://www.nhs.uk/conditions/vitamins-and-minerals/vitamin-d/
Titolo: Vitamin D **di:** NHS
Data di pubblicazione: 03 August 2020 **Sito web:** NHS

[s69] - https://www.canada.ca/en/health-canada/services/nutrients/vitamin-d.html
Titolo: Vitamin D **di:** Government of Canada
Data di pubblicazione: 2022-05-02 **Sito web:** Canada.ca
Editore: Health Canada

[s70] - https://www.ncbi.nlm.nih.gov/books/NBK218749/
Autore: National Research Council (US) Committee on Diet and Health **Titolo:** Diet and Health: Implications for Reducing Chronic Disease Risk
Data di pubblicazione: 1989 **Sito web:** NCBI
Editore: National Academies Press (US)

[s71] - https://medlineplus.gov/ency/article/002399.htm
Titolo: Vitamins **di:** National Library of Medicine
Data pubblicazione: di01192023 **Sito web:** MedlinePlus
Editore: A.D.A.M., Inc.

[s72] - https://medlineplus.gov/lab-tests/vitamin-d-test/
Titolo: Vitamin D Test **di:** National Library of Medicine
Sito web: MedlinePlus

[s73] - https://extension.colostate.edu/topic-areas/nutrition-food-safety-health/fat-soluble-vitamins-a-d-e-and-k-9-315/
Autore: J. Clifford, A. Kozil **Titolo:** Fat-Soluble Vitamins: A, D, E, and K 9.315
di: Colorado State University Extension **Data pubblicazione:** di917
Sito web: Colorado State University Extension

[s74] - https://www.yalemedicine.org/news/vitamin-d-myths-debunked
Autore: Colleen Moriarty **Titolo:** Vitamin D Myths D-bunked
di: Yale Medicine **Data pubblicazione:** diMarch 15, 2018
Sito web: Yale Medicine

[s75] - https://www.skincancer.org/blog/sun-protection-and-vitamin-d/
Autore: ANNE MARIE MCNEILL, MD, PHD and ERIN WESNER **Titolo:** Sun Protection and Vitamin D
di: The Skin Cancer Foundation **Data pubblicazione:** diMarch 14, 2019
Sito web: Skin Cancer Foundation

[s76] - https://lpi.oregonstate.edu/mic/vitamins/vitamin-D
Titolo: Vitamin D **di:** Oregon State University
Sito web: Linus Pauling Institute

[s77] - https://www.foundmyfitness.com/topics/vitamin-d
Autore: Rhonda Patrick **Titolo:** Vitamin D
di: FoundMyFitness **Sito web:** FoundMyFitness

[s78] - https://www.cambridge.org/core/services/aop-cambridge-core/content/view/49816B8345AFC98DB16320F12608E2A2/S0029665117000349a.pdf/vitamin-d-deficiency-as-a-public-health-issue-using-vitamin-d2-or-vitamin-d3-in-future-fortification-strategies.pdf
Autore: Louise R. Wilson, Laura Tripkovic, Kathryn H. Hart, Susan A Lanham-New **Titolo:** Vitamin D deficiency as a public health issue: using vitamin D2 or vitamin D3 in future fortification strategies
di: University of Surrey **Data pubblicazione:** di28 March 2017
Sito web: Cambridge University Press **Editore:** Proceedings of the Nutrition Society

[s79] - http://www.gssiweb.org/sports-science-exchange/article/sse-147-vitamin-d-measurement-supplementation-what-when-why-how-
Autore: Graeme L. Close **Titolo:** Vitamin D Measurement Supplementation: What, When, Why How?
di: Gatorade Sports Science Institute (GSSI) **Data pubblicazione:** diJuly 2015
Sito web: Sports Science Exchange

[s80] - https://www.cancer.gov/about-cancer/causes-prevention/risk/diet/vitamin-d-fact-sheet
Titolo: Vitamin D and Cancer **di:** National Cancer Institute
Data pubblicazione: diMay 9, 2023 **Sito web:** cancer.gov
Editore: U.S. Department of Health and Human Services

[s81] - https://medlineplus.gov/lab-tests/vitamin-d-test/
Titolo: Vitamin D Test **di:** National Library of Medicine
Sito web: MedlinePlus **Editore:** U.S. Department of Health and Human Services

[s82] - https://www.cancer.gov/about-cancer/causes-prevention/risk/diet/vitamin-d-fact-sheet
Titolo: Vitamin D and Cancer **di:** National Cancer Institute
Data pubblicazione: diMay 9, 2023 **Sito web:** cancer.gov
Editore: U.S. Department of Health and Human Services

[s83] - https://www.yalemedicine.org/news/vitamin-d-myths-debunked
Autore: Colleen Moriarty **Titolo:** Vitamin D Myths D-bunked
di: Yale Medicine **Data pubblicazione:** diMarch 15, 2018
Sito web: Yale Medicine

[s84] - https://www.ncbi.nlm.nih.gov/books/NBK441912/
Autore: Krati Chauhan; Mahsa Shahrokhi; Martin R. Huecker **Titolo:** Vitamin D
di: StatPearls Publishing **Data pubblicazione:** di2024 Jan
Sito web: NCBI Bookshelf **Editore:** National Library of Medicine, National Institutes of Health

[s85] - https://pubmed.ncbi.nlm.nih.gov/10692090/
Autore: H Glerup, K Mikkelsen, L Poulsen, E Hass, S Overbeck, J Thomsen, P Charles, E F Eriksen **Titolo:** Commonly recommended daily intake of vitamin D is not sufficient if sunlight exposure is limited
di: University Hospital of Aarhus **Data pubblicazione:** di2000-02
Sito web: PubMed **Editore:** J Intern Med

[s86] - https://www.nature.com/articles/s41430-020-0558-y
Autore: Karin Amrein, Mario Scherkl, Magdalena Hoffmann, Stefan Neuwersch-Sommeregger, Markus Kstenberger, Adelina Tmava Berisha, Gennaro Martucci, Stefan Pilz, Oliver Malle **Titolo:** Vitamin D deficiency 2.0: an update on the current status worldwide
di: Nature Publishing Group **Data pubblicazione:** di20 January 2020
Sito web: Nature **Editore:** European Journal of Clinical Nutrition

[s87] - https://www.canada.ca/en/health-canada/services/drugs-health-products/drug-products/prescription-drug-list/notices-changes/notice-amendment-vitamin-d.html
Titolo: Notice: Prescription Drug List (PDL): Vitamin D **di:** Health Canada
Data pubblicazione: di2021-02-22 **Sito web:** Canada.ca

[s88] - https://pubmed.ncbi.nlm.nih.gov/15225842/
Autore: Reinhold Vieth **Titolo:** Why the optimal requirement for Vitamin D3 is probably much higher than what is officially recommended for adults
Data pubblicazione: di2004-05 **Sito web:** PubMed
Editore: J Steroid Biochem Mol Biol

[s89] - https://www.nhs.uk/conditions/vitamins-and-minerals/vitamin-d/
Titolo: Vitamin D **di:** NHS
Data pubblicazione: di03 August 2020 **Sito web:** NHS

[s90] - https://pubmed.ncbi.nlm.nih.gov/18977996/
Autore: Carol L Wagner, Frank R Greer **Titolo:** Prevention of rickets and vitamin D deficiency in infants, children, and adolescents
di: American Academy of Pediatrics **Data pubblicazione:** di2008-11
Sito web: PubMed **Editore:** Pediatrics

[s91] - https://www.rnoh.nhs.uk/services/children-and-adolescents/vitamin-d-children
Titolo: Vitamin D in Children **di:** RNOH NHS
Sito web: RNOH NHS

[s92] - https://www.canada.ca/en/health-canada/services/drugs-health-products/drug-products/prescription-drug-list/notices-changes/notice-amendment-vitamin-d.html
Titolo: Notice: Prescription Drug List (PDL): Vitamin D **di:** Health Canada
Data pubblicazione: di2021-02-22 **Sito web:** Canada.ca
Editore: Government of Canada

[s93] - https://pubmed.ncbi.nlm.nih.gov/20229973/
Autore: Catherine F Casey, David C Slawson, Lindsey R Neal **Titolo:** Vitamin D supplementation in infants, children, and adolescents
Data pubblicazione: di2010-03-15 **Sito web:** PubMed
Editore: American Family Physician

[s94] - https://lpi.oregonstate.edu/mic/life-stages/older-adults
Titolo: Micronutrients for Older Adults **di:** Oregon State University
Sito web: Linus Pauling Institute

[s95] - https://bmcgeriatr.biomedcentral.com/articles/10.1186/s12877-024-05009-x
Autore: Long Tan, Ruiqian He, Xiaoxue Zheng **Titolo:** Effect of vitamin D, calcium, or combined supplementation on fall prevention: a systematic review and updated network meta-analysis
di: BMC **Data pubblicazione:** di2024-05-02
Sito web: BMC Geriatrics **Editore:** BMC

[s96] - https://article.imrpress.com/journal/IJVNR/81/4/10.1024/0300-9831/a000072/7638179ac4c524021b0229b0659b5c7d.pdf
Autore: Heike Bischoff-Ferrari, Hannes B. Sthelin, Paul Walter **Titolo:** Vitamin D Effects on Bone and Muscle
di: Hogrefe AG **Data pubblicazione:** di2011
Sito web: International Journal of Vitamin and Nutrition Research **Editore:** Hans Huber Publishers

[s97] - https://link.springer.com/article/10.1007/s00198-016-3833-y
Autore: H. Hin, J. Tomson, C. Newman, R. Kurien, M. Lay, J. Cox, J. Sayer, M. Hill, J. Emberson, J. Armitage, R. Clarke **Titolo:** Optimum dose of vitamin D for disease pr evention in older people: BEST-D trial of vitamin D in primary care
di: Springer **Data pubblicazione:** di2016-12-16
Sito web: SpringerLink **Editore:** Osteoporosis International

[s98] - https://pubmed.ncbi.nlm.nih.gov/17151835/
Autore: H A Bischoff-Ferrari **Titolo:** How to select the doses of vitamin D in the management of osteoporosis
Data pubblicazione: di2007-04 **Sito web:** PubMed
Editore: Osteoporosis International

[s99] - https://thischangedmypractice.com/correct-dosing-for-vit-d/
Autore: Dr. Kenneth Madden **Titolo:** What is the correct dosing for Vitamin D?
di: The University of British Columbia **Data pubblicazione:** diDecember 6, 2011
Sito web: This Changed My Practice **Editore:** UBC CPD

[s100] - https://betterhealthwhileaging.net/vitamin-d-healthy-aging-dose-faqs/
Autore: Leslie Kernisan, MD MPH **Titolo:** Vitamin D: What to Know (Why to Be Care ful About High Doses)
di: Better Health While Aging **Data pubblicazione:** diJune 2024
Sito web: Better Health While Aging

[s101] - https://www.nature.com/articles/s41430-020-0558-y
Autore: Karin Amrein, Mario Scherkl, Magdalena H offmann, Stefan Neuwersch-Sommeregger, M arkus Kstenberger, Adelina Tmava Berisha, Gennaro Martucci, Stefan Pilz, Oliver Malle **Titolo:** Vitamin D deficiency 2.0: an update on the current status worldwide
Data pubblicazione: di20 January 2020 **Sito web:** Nature
Editore: European Journal of Clinical Nutrition

[s102] - https://www.gov.scot/publications/vitamin-d-advice-for-parents/
Titolo: Vitamin D: advice for parents **di:** Scottish Government
Data pubblicazione: di27 July 2023 **Sito web:** Scottish Government

[s103] - https://pubmed.ncbi.nlm.nih.gov/32487800/
Autore: Faustino R Perez-Lopez, Stefan Pilz, Peter Chedraui **Titolo:** Vitamin D supplementation during pregnancy: an overview
Data pubblicazione: di2020-10 **Sito web:** PubMed
Editore: Curr Opin Obstet Gynecol

[s104] - https://www.nature.com/articles/boneres201730
Autore: Bruce W Hollis, Carol L Wagner
Titolo: New insights into the vitamin D requirements during pregnancy
di: Nature Publishing Group
Data di pubblicazione: 29 August 2017
Sito web: nature.com
Editore: Nature Publishing Group

[s105] - https://www.nhs.uk/pregnancy/keeping-well/vitamins-supplements-and-nutrition/
Titolo: Vitamins, supplements and nutrition in pregnancy
di: NHS
Data di pubblicazione: 2023-09-01
Sito web: NHS

[s106] - https://www.nhs.uk/conditions/vitamins-and-minerals/vitamin-d/
Titolo: Vitamin D
di: NHS
Data di pubblicazione: 03 August 2020
Sito web: NHS

[s107] - https://www.bluecrossnc.com/content/dam/bcbsnc/pdf/providers/policies-guidelines-codes/policies/commercial/laboratory/vitamin_d_testing.pdf
Titolo: Vitamin D Testing AHS G2005
di: Blue Cross Blue Shield of North Carolina
Data di pubblicazione: 01012019
Sito web: Blue Cross Blue Shield of North Carolina

[s108] - https://link.springer.com/article/10.1007/s11154-021-09693-7
Autore: John P. Bilezikian, Anna Maria Formenti, Robert A. Adler, Neil Binkley, Roger Bouillon, Marise Lazaretti-Castro, Claudio Marcocci, Nicola Napoli, Rene Rizzoli, Andrea Giustina
Titolo: Vitamin D: Dosing, levels, form, and route of administration: Does one approach fit all?
di: Springer
Data di pubblicazione: 2021-12-23
Sito web: SpringerLink
Editore: Springer

[s109] - https://med.virginia.edu/ginutrition/wp-content/uploads/sites/199/2021/06/May-2021-Vitamin-D-Replacement.pdf
Autore: Ronak M. Patel, M.D., Lindsay Bazydlo, Ph.D., Sue A. Brown, M.D., Alan C. Dalkin, M.D.
Titolo: Vitamin D Replacement in Adults: Current Strategies in Clinical Management
di: University of Virginia Health System
Data di pubblicazione: May 2021
Sito web: University of Virginia Health System
Editore: Practical Gastroenterology

[s110] - https://www.ncbi.nlm.nih.gov/books/NBK441912/
Autore: Krati Chauhan; Mahsa Shahrokhi; Martin R. Huecker
Titolo: Vitamin D
di: StatPearls Publishing
Data di pubblicazione: 2024 Jan-
Sito web: NCBI Bookshelf
Editore: National Library of Medicine, National Institutes of Health

[s111] - https://link.springer.com/article/10.1007/s11154-021-09693-7
Autore: John P. Bilezikian, Anna Maria Formenti, Robert A. Adler, Neil Binkley, Roger Bouillon, Marise Lazaretti-Castro, Claudio Marcocci, Nicola Napoli, Rene Rizzoli, Andrea Giustina
Titolo: Vitamin D: Dosing, levels, form, and route of administration: Does one approach fit all?
Data di pubblicazione: 23 December 2021
Sito web: SpringerLink
Editore: Springer

[s112] - https://www.med.unc.edu/pediatrics/cccp/wp-content/uploads/sites/1156/gravity_forms/1-c06e424ddddee8826f29e1bc5926a251/2021/06/Stoss-Therapy-Guidelines-FINAL.pdf
Titolo: High-Dose Vitamin D3 (Stoss Therapy) Use in Cystic Fibrosis Patients
di: UNC Medical Center
Data di pubblicazione: January 2021
Sito web: University of North Carolina at Chapel Hill

[s113] - https://www2.gov.bc.ca/gov/content/health/practitioner-professional-resources/bc-guidelines/vitamin-d-testing
Titolo: Vitamin D Testing
di: Government of British Columbia
Data di pubblicazione: June 3, 2024
Sito web: Government of British Columbia

[s114] - https://www.bluecrossnc.com/content/dam/bcbsnc/pdf/providers/policies-guidelines-codes/policies/commercial/laboratory/vitamin_d_testing.pdf
Titolo: Vitamin D Testing AHS G2005
di: Blue Cross Blue Shield of North Carolina
Data di pubblicazione: 01012019
Sito web: Blue Cross Blue Shield of North Carolina

[s115] - https://www.nhs.uk/conditions/vitamins-and-minerals/vitamin-d/
Titolo: Vitamin D
di: NHS
Data di pubblicazione: 03 August 2020
Sito web: NHS

[s116] - https://www.ncbi.nlm.nih.gov/books/NBK548094/
Titolo: Vitamin D
di: National Institute of Diabetes and Digestive and Kidney Diseases
Data di pubblicazione: 2021-05-27
Sito web: NCBI Bookshelf
Editore: National Library of Medicine

[s117] - https://pubmed.ncbi.nlm.nih.gov/36853379/
Autore: Armin Zittermann, Christian Trummer, Verena Theiler-Schwetz, Stefan Pilz
Titolo: Long-term supplementation with 3200 to 4000 IU of vitamin D daily and adverse events: a systematic review and meta-analysis of randomized controlled trials
Data di pubblicazione: 2023-02-28
Sito web: PubMed
Editore: Eur J Nutr

[s118] - https://www.cancer.gov/about-cancer/causes-prevention/risk/diet/vitamin-d-fact-sheet
Titolo: Vitamin D and Cancer
di: National Cancer Institute
Data di pubblicazione: May 9, 2023
Sito web: cancer.gov
Editore: U.S. Department of Health and Human Services

[s119] - https://www.nature.com/articles/s41430-020-0558-y
Autore: Karin Amrein, Mario Scherkl, Magdalena Hoffmann, Stefan Neuwersch-Sommeregger, Markus Kstenberger, Adelina Tmava Berisha, Gennaro Martucci, Stefan Pilz, Oliver Malle
Titolo: Vitamin D deficiency 2.0: an update on the current status worldwide
di: Nature Publishing Group
Data pubblicazione: di20 January 2020
Sito web: nature.com
Editore: European Journal of Clinical Nutrition

[s120] - https://www.nps.org.au/assets/AP/pdf/p119-Moses.pdf
Autore: Geraldine Moses AM
Titolo: The safety of commonly used vitamins and minerals
di: NPS MedicineWise
Data pubblicazione: diAugust 2021
Sito web: NPS MedicineWise
Editore: Australian Prescriber

[s121] - https://www.betterhealth.vic.gov.au/health/healthyliving/vitamin-and-mineral-supplements-what-to-know
Autore: Melissa Burton
Titolo: Vitamin and mineral supplements - what to know
di: Deakin University
Data pubblicazione: di2024-05-14
Sito web: Better Health Channel
Editore: Department of Health and Human Services, Victoria

[s122] - https://www.med.unc.edu/pediatrics/cccp/wp-content/uploads/sites/1156/gravity_forms/1-c06e424ddddee8826f29e1bc5926a251/2021/06/Stoss-Therapy-Guidelines-FINAL.pdf
Titolo: High-Dose Vitamin D3 (Stoss Therapy) Use in Cystic Fibrosis Patients
di: UNC Medical Center
Data pubblicazione: diJanuary 2021
Sito web: University of North Carolina at Chapel Hill

[s123] - https://www.ncbi.nlm.nih.gov/books/NBK441912/
Autore: Krati Chauhan; Mahsa Shahrokhi; Martin R. Huecker
Titolo: Vitamin D
di: StatPearls Publishing
Data pubblicazione: di2024 Jan-
Sito web: NCBI Bookshelf
Editore: National Library of Medicine, National Institutes of Health

[s124] - https://kdigo.org/wp-content/uploads/2017/02/2017-KDIGO-CKD-MBD-GL-Update.pdf
Titolo: KDIGO 2017 Clinical Practice Guideline Update for the Diagnosis, Evaluation, Prevention, and Treatment of Chronic Kidney DiseaseMineral and Bone Disorder (CKD-MBD)
di: KDIGO
Data pubblicazione: diJuly 2017
Sito web: www.kisupplements.org
Editore: Kidney International Supplements

[s125] - https://www2.gov.bc.ca/gov/content/health/practitioner-professional-resources/bc-guidelines/vitamin-d-testing
Titolo: Vitamin D Testing
di: Government of British Columbia
Data pubblicazione: diJune 3, 2024
Sito web: Government of British Columbia

[s126] - https://tp.amegroups.org/article/view/22713/html
Autore: Natalie G. Martin, Tarah Rigterink, Mustafa Adamji, Catherine L. Wall, Andrew S. Day
Titolo: Single high-dose oral vitamin D3 treatment in New Zealand children with inflammatory bowel disease
di: University of Otago Christchurch
Data pubblicazione: diJanuary 28, 2019
Sito web: tp.amegroups.org
Editore: AME Publishing Company

[s127] - https://labeling.pfizer.com/showlabeling.aspx?id=522
Titolo: DEPO-PROVERA (medroxyprogesterone acetate) injection, suspension
di: Pharmacia Upjohn Company LLC
Sito web: Pfizer

[s128] - https://www.health.com/vitamin-d-and-k-8427006
Autore: Ruth Jessen Hickman, MD
Titolo: Can You Take Vitamin D and Vitamin K Together?
di: Health
Data pubblicazione: diJanuary 27, 2024
Sito web: Health
Editore: Dotdash Meredith

[s129] - https://www.canada.ca/en/health-canada/services/drugs-health-products/drug-products/prescription-drug-list/notices-changes/notice-amendment-vitamin-d.html
Titolo: Notice: Prescription Drug List (PDL): Vitamin D
di: Health Canada
Data pubblicazione: di2021-02-22
Sito web: Canada.ca
Editore: Government of Canada

[s130] - https://medlineplus.gov/lab-tests/vitamin-d-test/
Titolo: Vitamin D Test
di: National Library of Medicine
Sito web: MedlinePlus

[s131] - https://link.springer.com/article/10.1007/s40261-021-01113-7
Autore: Milko Radicioni, Carol Caverzasio, Stefano Rovati, Andrea Maria Giori, Irma Cupone, Fabio Marra, Giuseppe Mautone
Titolo: Comparative Bioavailability Study of a New Vitamin D3 Orodispersible Film Versus a Marketed Oral Solution in Healthy Volunteers
di: IBSA, Italy; Abiogen Pharma S.p.A., Italy
Data pubblicazione: di16 January 2022
Sito web: SpringerLink
Editore: Springer

[s132] - https://www.yalemedicine.org/news/vitamin-d-myths-debunked
Autore: Colleen Moriarty
Titolo: Vitamin D Myths D-bunked
di: Yale Medicine
Data pubblicazione: diMarch 15, 2018
Sito web: Yale Medicine

[s133] - https://www.nhs.uk/conditions/vitamins-and-minerals/vitamin-d/
Titolo: Vitamin D
di: NHS
Data pubblicazione: di03 August 2020
Sito web: NHS

[s134] - http://www.gssiweb.org/sports-science-exchange/article/sse-148-the-importance-of-vitamin-d-for-athletes
Autore: Enette Larson-Meyer **Titolo:** The Importance of Vitamin D for Athletes
di: GSSI **Data di pubblicazione:** July 2015
Sito web: Sports Science Exchange

[s135] - https://pubmed.ncbi.nlm.nih.gov/34202578/
Autore: Shaun Sabico, Mushira A Enani, Eman Sheshah, Naji J Aljohani, Dara A Aldisi, Naif H Alotaibi, Naemah Alshingetti, Suliman Y Alomar, Abdullah M Alnaami, Osama E Amer, Syed D Hussain, Nasser M Al-Daghri **Titolo:** Effects of a 2-Week 5000 IU versus 1000 IU Vitamin D3 Supplementation on Recovery of Symptoms in Patients with Mild to Moderate Covid-19: A Randomized Clinical Trial
di: King Saud University **Data di pubblicazione:** 2021-06-24
Sito web: pubmed.ncbi.nlm.nih.gov **Editore:** Nutrients

[s136] - https://pubmed.ncbi.nlm.nih.gov/23427007/
Autore: Bess Dawson-Hughes, Susan S Harris, Nancy J Palermo, Lisa Ceglia, Helen Rasmussen **Titolo:** Meal conditions affect the absorption of supplemental vitamin D3 but not the plasma 25-hydroxyvitamin D response to supplementation
di: Jean Mayer United States Department of Agriculture Human Nutrition Research Center on Aging at Tufts University **Data di pubblicazione:** 2013-08
Sito web: PubMed **Editore:** American Society for Bone and Mineral Research

[s137] - https://www.health.com/mind-body/calcium-and-vitamin-d-supplements
Autore: Maggie ONeill **Titolo:** Can You Take Vitamin D and Calcium Together?
di: Health **Data di pubblicazione:** September 6, 2023
Sito web: Health **Editore:** Dotdash Meredith

[s138] - https://www.quora.com/When-is-the-best-time-to-take-a-vitamin-D-pill-supplement-Can-I-take-it-at-night-before-bed-Should-I-take-it-with-food-If-so-what-kind-of-food-and-how-much-The-specific-vitamin-D-pill-supplement-I-am-taking-is-Vitamin-Code-RAW-D3-of-5-000-IU
Titolo: When is the best time to take a vitamin D pillsupplement? Can I take it at night before bed? Should I take it with food? If so, what kind of food, and how much? The specific vitamin D pillsupplement I am taking is Vitamin Code RAW D3 of 5,000 IU. **di:** Quora
Sito web: Quora

[s139] - https://medicine.umich.edu/sites/default/files/content/downloads/Williams%2C%20Christa%20December%207%202018%20Vitamin%20D.pdf
Autore: Christa Williams MD **Titolo:** The Case for Vitamin D Supplementation: Summary of the Evidence and Recommendations
di: University of Michigan **Data di pubblicazione:** December 7, 2018
Sito web: University of Michigan

[s140] - https://thenaturaldoctor.org/wp-content/uploads/2023/01/Vitamins-D3-and-K2-Another-Dynamic-Duo-By-Dr-Eccles.pdf
Autore: Dr Nyjon K. Eccles BSc MBBS MRCP PhD **Titolo:** Vitamins D3 and K2 Another Dynamic Duo!
di: The Natural Doctor **Sito web:** thenaturaldoctor.org

[s141] - https://www.health.com/vitamin-d-and-k-8427006
Autore: Ruth Jessen Hickman, MD **Titolo:** Can You Take Vitamin D and Vitamin K Together?
di: Health **Data di pubblicazione:** January 27, 2024
Sito web: Health **Editore:** Dotdash Meredith

[s142] - https://pubmed.ncbi.nlm.nih.gov/32060566/
Autore: Yingfeng Zhang, Zhipeng Liu, Lili Duan, Yeyu Ji, Sen Yang, Yuan Zhang, Hongyin Li, Yu Wang, Peng Wang, Jiepeng Chen, Ying Li **Titolo:** Effect of Low-Dose Vitamin K2 Supplementation on Bone Mineral Density in Middle-Aged and Elderly Chinese: A Randomized Controlled Study
di: Harbin Medical University, Shenyang Pharmaceutical University **Data di pubblicazione:** 2020-02-14
Sito web: pubmed.ncbi.nlm.nih.gov **Editore:** Calcified Tissue International

[s143] - https://dmsjournal.biomedcentral.com/articles/10.1186/s13098-020-00580-w
Autore: J. I. Aguayo-Ruiz, T. A. Garcia-Cobin, S. Pascoe-Gonzalez, S. Sanchez-Enriquez, I. M. Llamas-Covarrubias, T. Garcia-Iglesias, A. Lopez-Quintero, M. A. Llamas-Covarrubias, J. Trujillo-Quiroz, E. A. Rivera-Leon **Titolo:** Effect of supplementation with vitamins D3 and K2 on undercarboxylated osteocalcin and insulin serum levels in patients with type 2 diabetes mellitus: a randomized, double-blind, clinical trial
Data di pubblicazione: 2020-08-18 **Sito web:** Diabetology Metabolic Syndrome
Editore: BMC

[s144] - https://josr-online.biomedcentral.com/articles/10.1186/s13018-021-02728-4
Autore: Liyou Hu, Jindou Ji, Dong Li, Jing Meng, Bo Yu **Titolo:** The combined effect of vitamin K and calcium on bone mineral density in humans: a meta-analysis of randomized controlled trials
Data di pubblicazione: 2021-10-14 **Sito web:** Journal of Orthopaedic Surgery and Research
Editore: BMC

[s145] - https://pdfs.semanticscholar.org/34b1/bac2241b8001f15bbb0e92c9c6cd233061fb.pdf
Autore: Zane Temova Rakusa, Mitja Pislar, Albin Kristl, Robert Roskar **Titolo:** Comprehensive Stability Study of Vitamin D3 in Aqueous Solutions and Liquid Commercial Products
di: MDPI **Data di pubblicazione:** 2021-04-25
Sito web: Pharmaceutics **Editore:** MDPI, Basel, Switzerland

[s146] - https://pubmed.ncbi.nlm.nih.gov/31156916/
Autore: Zane Temova, Robert Roskar **Titolo:** Shelf life after opening of prescription medicines and supplements with vitamin D3 for paediatric use
Data di pubblicazione: 2017-03 **Sito web:** PubMed
Editore: Eur J Hosp Pharm

[s147] - https://consensus.app/questions/are-vitamins-still-good-after-expiration-date/
Titolo: Are vitamins still good after expiration date **di:** Consensus
Sito web: Consensus

[s148] - https://www.biochemia-medica.com/en/journal/23/3/10.11613/BM.2013.039
Autore: Ayfer Colak, Burak Toprak, Nese Dogan, Fusun Ustuner **Titolo:** Effect of sample type, centrifugation and storage conditions on vitamin D concentration
di: Tepecik Training and Research Hospital **Data di pubblicazione:** 2013-10-15
Sito web: Biochemia Medica

[s149] - https://nutritionandmetabolism.biomedcentral.com/articles/10.1186/1743-7075-3-36
Autore: Helen A Valsamis, Surender K Arora, Barbara Labban, Samy I McFarlane **Titolo:** Antiepileptic drugs and bone metabolism
Data di pubblicazione: 06 September 2006 **Sito web:** Nutrition Metabolism
Editore: BMC

[s150] - https://cmbl.biomedcentral.com/articles/10.1186/s11658-022-00371-3
Autore: Bo Liang, George Burley, Shu Lin, Yan-Chuan Shi **Titolo:** Osteoporosis pathogenesis and treatment: existing and emerging avenues
di: BMC **Data di pubblicazione:** 2022-09-04
Sito web: Cellular Molecular Biology Letters **Editore:** BMC

[s151] - https://medlineplus.gov/ency/article/002062.htm
Titolo: Calcium and bones **di:** A.D.A.M., Inc.
Data di pubblicazione: 06012025 **Sito web:** MedlinePlus
Editore: National Library of Medicine

[s152] - https://www.ecmjournal.org/papers/vol035/pdf/v035a25.pdf
Autore: V. Fischer, M. Haffner-Luntzer, M. Amling, A. Ignatius **Titolo:** Calcium and vitamin D in fracture healing and post-traumatic bone turnover
Data di pubblicazione: 2018 **Sito web:** European Cells and Materials

[s153] - https://pubmed.ncbi.nlm.nih.gov/15585788/
Autore: Michael F Holick **Titolo:** Sunlight and vitamin D for bone health and prevention of autoimmune diseases, cancers, and cardiovascular disease
di: Boston University Medical Center **Data di pubblicazione:** 2004-12
Sito web: PubMed **Editore:** American Journal of Clinical Nutrition

[s154] - https://pubmed.ncbi.nlm.nih.gov/11684396/
Autore: P Weber **Titolo:** Vitamin K and bone health
di: F. Hoffmann-La Roche Ltd **Data di pubblicazione:** 2001-10
Sito web: PubMed **Editore:** Nutrition

[s155] - https://josr-online.biomedcentral.com/articles/10.1186/s13018-023-04320-4
Autore: Yanqi Li, Pengfei Zhao, Biyun Jiang, Kangyong Liu, Lei Zhang, Haotian Wang, Yansheng Tian, Kun Li, Guoqi Liu **Titolo:** Modulation of the vitamin Dvitamin D receptor system in osteoporosis pathogenesis: insights and therapeutic approaches
Data di pubblicazione: 2023-11-13 **Sito web:** Journal of Orthopaedic Surgery and Research
Editore: BMC

[s156] - https://www.nature.com/articles/boneres201641
Autore: Vaishali Veldurthy, Ran Wei, Leyla Oz, Puneet Dhawan, Yong Heui Jeon, Sylvia Christakos **Titolo:** Vitamin D, calcium homeostasis and aging
di: Nature Publishing Group **Data di pubblicazione:** 2016-10-18
Sito web: Nature **Editore:** Nature Publishing Group

[s157] - https://www.ncbi.nlm.nih.gov/pmc/articles/PMC10175743/
Autore: Haiwei Wang, Yuchuan Luo, Haisheng Wang, Feifei Li, Fanyuan Yu, Ling Ye **Titolo:** Mechanistic advances in osteoporosis et anti-osteoporosis therapiae
di: Sichuan University **Data di pubblicazione:** 2023 May 11
Sito web: NCBI **Editore:** Sichuan International Medical Exchange Promotion Association (SCIMEA) and John Wiley Sons Australia, Ltd.

[s158] - https://pubmed.ncbi.nlm.nih.gov/26510847/
Autore: C M Weaver, D D Alexander, C J Boushey, B Dawson-Hughes, J M Lappe, M S LeBoff, S Liu, A C Looker, T C Wallace, D D Wang **Titolo:** Calcium plus vitamin D supplementation and risk of fractures: an updated meta-analysis from the National Osteoporosis Foundation
di: National Osteoporosis Foundation **Data di pubblicazione:** 2015-10-28
Sito web: PubMed **Editore:** Osteoporosis International

[s159] - https://bmcgeriatr.biomedcentral.com/articles/10.1186/s12877-024-05009-x
Autore: Long Tan, Ruiqian He, Xiaoxue Zheng **Titolo:** Effect of vitamin D, calcium, or combined supplementation on fall prevention: a systematic review and updated network meta-analysis
di: BMC Geriatrics **Data di pubblicazione:** 2024-05-02
Sito web: BMC Geriatrics **Editore:** BioMed Central

[s160] - https://strwebprdmedia.blob.core.windows.net/media/ef2ideu2/ros-vitamin-d-and-bone-health-in-adults-february-2020.pdf
Autore: Prof. Roger Francis, Dr. Terry Aspray, Prof. William Fraser, Prof. Helen Macdonald, Dr. Sanjeev Patel, Dr. Alexandra Mavroeidi, Dr. Inez Schoenmakers, Prof. Mike Stone **Titolo:** Vitamin D and Bone Health: A Practical Clinical Guideline for Patient Management
di: Royal Osteoporosis Society **Data di pubblicazione:** December 2018
Sito web: theros.org.uk

[s161] - https://www.nogg.org.uk/full-guideline/section-5-non-pharmacological-management-osteoporosis
Titolo: Section 5: Non-pharmacological management of osteoporosis **di:** NOGG
Sito web: NOGG

[s162] - https://www.ncbi.nlm.nih.gov/pmc/articles/PMC8979902/
Autore: Celia L Gregson, David J Armstrong, Jean Bowden, Cyrus Cooper, John Edwards, Neil J L Gittoes, Nicholas Harvey, John Kanis, Sarah Leyland, Rebecca Low, Eugene McCloskey, Katie Moss, Jane Parker, Zoe Paskins, Kenneth Poole, David M Reid, Mike Stone, Julia Thomson, Nic Vine, Juliet Compston
Titolo: UK clinical guideline for the prevention and treatment of osteoporosis
di: National Osteoporosis Guideline Group (NOGG)
Data di pubblicazione: 2022-04-05
Sito web: NCBI
Editore: Arch Osteoporos

[s163] - https://www2.gov.bc.ca/gov/content/health/practitioner-professional-resources/bc-guidelines/osteoporosis
Titolo: Osteoporosis: Diagnosis, Treatment and Fracture Prevention
di: Government of British Columbia
Data di pubblicazione: September 17, 2023
Sito web: Government of British Columbia

[s164] - https://link.springer.com/article/10.1007/s00198-015-3386-5
Autore: C. M. Weaver, D. D. Alexander, C. J. Boushey, B. Dawson-Hughes, J. M. Lappe, M. S. LeBoff, S. Liu, A. C. Looker, T. C. Wallace, D. D. Wang
Titolo: Calcium plus vitamin D supplementation and risk of fractures: an updated meta-analysis from the National Osteoporosis Foundation
di: National Osteoporosis Foundation
Data di pubblicazione: 28 October 2015
Sito web: SpringerLink
Editore: Osteoporosis International

[s165] - https://e-cnr.org/DOIx.php?id=10.7762/cnr.2015.4.1.1
Autore: Judith A. Beto
Titolo: The Role of Calcium in Human Aging
di: Loyola University Healthcare System, Dominican University
Data di pubblicazione: January 16, 2015
Sito web: Clinical Nutrition Research
Editore: The Korean Society of Clinical Nutrition

[s166] - https://lpi.oregonstate.edu/mic/vitamins/vitamin-D
Titolo: Vitamin D
di: Oregon State University
Sito web: Linus Pauling Institute

[s167] - https://www.esceo.org/sites/esceo/files/pdf/Rizzoli-Biver2020_Article_AreProbioticsTheNewCalciumAndV.pdf
Autore: Ren Rizzoli, Emmanuel Biver
Titolo: Are Probiotics the New Calcium and Vitamin D for Bone Health?
di: Springer Science+Business Media, LLC
Data di pubblicazione: 2020
Sito web: ESCEO
Editore: Springer Nature

[s168] - https://pubmed.ncbi.nlm.nih.gov/32285249/
Autore: Ren Rizzoli, Emmanuel Biver
Titolo: Are Probiotics the New Calcium and Vitamin D for Bone Health?
di: Geneva University Hospitals and Faculty of Medicine
Data di pubblicazione: 2020-06
Sito web: PubMed
Editore: Current Osteoporosis Reports

[s169] - https://nutritionandmetabolism.biomedcentral.com/articles/10.1186/s12986-023-00726-3
Autore: Tianshu Liu, Hai Yu, Shuai Wang, Huimin Li, Xinyiran Du, Xiaodong He
Titolo: Chondroitin sulfate alleviates osteoporosis caused by calcium deficiency by regulating lipid metabolism
di: BMC Nutrition Metabolism
Data di pubblicazione: 06 February 2023
Sito web: Nutrition Metabolism
Editore: BMC

[s170] - https://publichealthreviews.biomedcentral.com/articles/10.1186/s40985-017-0066-3
Autore: M Fiscaletti, P Stewart, CF Munns
Titolo: The importance of vitamin D in maternal and child health: a global perspective
di: BMC
Data di pubblicazione: 01 September 2017
Sito web: Public Health Reviews
Editore: BMC

[s171] - https://epi.alaska.gov/bulletins/docs/rr2018_04.pdf
Autore: Madison Pachoe, Joe McLaughlin, MD, MPH, Rosalyn Singleton, MD, MPH, Rachel Lescher, MD, Tim Thomas, MD, Jay Butler, MD, David Compton, MD, Joe Klejka, MD, Coleman Cutchins, PharmD, Matt Hirschfeld, MD, PhD, Rebecca Morisse, RN, MPH, Jared Parrish, PhD, MPH, Deanna Stang, RN, Kenneth Thummel, PhD, Leanne Ward, MD
Titolo: Vitamin D Supplementation and Screening for the Prevention of Rickets and Osteomalacia in Alaska
di: Alaska Division of Public Health
Data di pubblicazione: September 12, 2018
Sito web: Alaska Department of Health and Social Services

[s172] - https://www.e-cep.org/m/journal/view.php?number=20125555493
Autore: Ju Sun Heo, MD, PhD; Young Min Ahn, MD, PhD; Ai-Rhan Ellen Kim, MD, PhD; Son Moon Shin, MD, PhD
Titolo: Breastfeeding and vitamin D
di: Korean Society of Breastfeeding Medicine
Data di pubblicazione: December 14, 2021
Sito web: Korean Journal of Pediatrics
Editore: Korean Pediatric Society

[s173] - https://www.indianpediatrics.net/july2017/567.pdf
Autore: Anuradha Khadilkar, Vaman Khadilkar, Jagdish Chinnappa, Narendra Rathi, Rajesh Khadgawat, S Balasubramanian, Bakul Parekh, Pramod Jog
Titolo: Prevention and Treatment of Vitamin D and Calcium Deficiency in Children and Adolescents: Indian Academy of Pediatrics (IAP) Guidelines
di: Indian Academy of Pediatrics
Data di pubblicazione: July 15, 2017
Sito web: Indian Pediatrics

[s174] - https://www.ncbi.nlm.nih.gov/books/NBK532266/
Autore: Omeed Sizar; Swapnil Khare; Amandeep Goyal; Amy Givler
Titolo: Vitamin D Deficiency
di: StatPearls Publishing
Data di pubblicazione: 2024 Jan
Sito web: NCBI Bookshelf
Editore: StatPearls Publishing

[s175] - https://www.solius.com/vitamin-d-immune-system
Titolo: The Role of Vitamin D in the Immune System
di: Solius
Sito web: Solius

[s176] - https://www.ncbi.nlm.nih.gov/pmc/articles/PMC9954268/
Autore: Hasti Gholami, John A Chmiel, Jeremy P Burton, Saman Maleki Vareki **Titolo:** The Role of Microbiota-Derived Vitamins in Immune Homeostasis and Enhancing Cancer Immunotherapy
di: Western University, Lawson Health Research Institute **Data di pubblicazione:** 2023-02-18
Sito web: NCBI **Editore:** MDPI

[s177] - https://gutpathogens.biomedcentral.com/articles/10.1186/s13099-020-00385-2
Autore: Samir Jawhara **Titolo:** How to boost the immune defence prior to respiratory virus infections with the special focus on coronavirus infections
Data di pubblicazione: 12 October 2020 **Sito web:** Gut Pathogens
Editore: BMC

[s178] - https://pubmed.ncbi.nlm.nih.gov/16373990/
Autore: Eva S Wintergerst, Silvia Maggini, Dietrich H Hornig **Titolo:** Immune-enhancing role of vitamin C and zinc and effect on clinical conditions
di: Bayer Consumer Care Ltd. **Data di pubblicazione:** 2005-12-21
Sito web: PubMed **Editore:** S. Karger AG, Basel

[s179] - https://link.springer.com/article/10.1007/s11154-021-09679-5
Autore: Aiten Ismailova, John H. White **Titolo:** Vitamin D, infections and immunity
di: Springer **Data di pubblicazione:** 29 July 2021
Sito web: SpringerLink **Editore:** Springer

[s180] - https://www.ncbi.nlm.nih.gov/pmc/articles/PMC8155592/
Autore: Hassan A Alhazmi, Asim Najmi, Sadique A Javed, Shahnaz Sultana, Mohammed Al Bratty, Hafiz A Makeen, Abdulkarim M Meraya, Waquar Ahsan, Syam Mohan, Manal M E Taha, Asaad Khalid **Titolo:** Medicinal Plants and Isolated Molecules Demonstrating Immunomodulation Activity as Potential Alternative Therapies for Viral Diseases Including COVID-19
di: Jazan University **Data di pubblicazione:** 2021-05-13
Sito web: NCBI **Editore:** Frontiers in Immunology

[s181] - https://www.nature.com/articles/pr2009130
Autore: Valencia P Walker, Robert L Modlin **Titolo:** The Vitamin D Connection to Pediatric Infections and Immune Function
Data di pubblicazione: May 2009 **Sito web:** nature.com
Editore: Pediatric Research

[s182] - https://www.nature.com/articles/s41541-024-00909-w
Autore: Himanshu Singh Saroha, Swati Bhat, Liza Das, Pinaki Dutta, Michael F. Holick, Naresh Sachdeva, Raman Kumar Marwaha **Titolo:** Calcifediol boosts efficacy of ChAdOx1 nCoV-19 vaccine by upregulating genes promoting memory T cell responses
di: Nature Publishing Group **Data di pubblicazione:** 20 June 2024
Sito web: Nature **Editore:** npj Vaccines

[s183] - https://porcinehealthmanagement.biomedcentral.com/articles/10.1186/s40813-023-00307-z
Autore: Carmen Alvarez-Delgado, Ins Ruedas-Torres, Jos M. Sanchez-Carvajal, Feliciano Priego-Capote, Laura Castillo-Peinado, Angela Galan-Relao, Pedro J. Moreno, Esperanza Diaz-Bueno, Benito Lozano-Buenestado, Irene M. Rodriguez-Gomez, Librado Carrasco, Francisco J. Pallares, Jaime Gomez-Laguna **Titolo:** Impact of supplementation with dihydroxylated vitamin D3 on performance parameters and gut health in weaned Iberian piglets under indooroutdoor conditions
di: BMC **Data di pubblicazione:** 2023-06-15
Sito web: Porcine Health Management **Editore:** BMC

[s184] - https://joe.bioscientifica.com/view/journals/joe/224/3/R107.xml
Titolo: Immunological role of vitamin D at the maternalfetal interface **di:** Bioscientifica
Sito web: Journal of Endocrinology

[s185] - https://pubmed.ncbi.nlm.nih.gov/31963293/
Autore: Adrian F Gombart, Adeline Pierre, Silvia Maggini **Titolo:** A Review of Micronutrients and the Immune System-Working in Harmony to Reduce the Risk of Infection
di: Bayer Consumer Care AG **Data di pubblicazione:** 2020-01-16
Sito web: PubMed **Editore:** MDPI

[s186] - https://bmcnutr.biomedcentral.com/articles/10.1186/2055-0928-1-7
Autore: Steve Simpson Jr, Ingrid van der Mei, Niall Stewart, Leigh Blizzard, Prudence Tettey, Bruce Taylor **Titolo:** Weekly cholecalciferol supplementation results in significant reductions in infection risk among the vitamin D deficient: results from the CIPRIS pilot RCT
di: BMC Nutrition **Data di pubblicazione:** 09 March 2015
Sito web: BMC Nutrition **Editore:** BioMed Central

[s187] - https://www.ncbi.nlm.nih.gov/pmc/articles/PMC7230749/
Autore: Philip C Calder, Anitra C Carr, Adrian F Gombart, Manfred Eggersdorfer **Titolo:** Optimal Nutritional Status for a Well-Functioning Immune System Is an Important Factor to Protect against Viral Infections
di: MDPI **Data di pubblicazione:** 2020-04-23
Sito web: NCBI **Editore:** MDPI

[s188] - https://www.yalemedicine.org/news/long-covid-treatment-does-your-vitamin-d-level-play-a-role
Autore: Kenny Cheng **Titolo:** Long COVID treatment: Does your vitamin D level play a role?
di: Yale Medicine **Data di pubblicazione:** April 29, 2024
Sito web: Yale Medicine **Editore:** Yale University

[s189] - https://www.ncbi.nlm.nih.gov/geo/query/acc.cgi?acc=GSE86406
Autore: Scott JF, Das LM, Ahsanuddin S, Qui Y, Binko A, Traylor ZP, Debanne S, Cooper KD, Boxer R, Lu KQ **Titolo:** Oral vitamin D for the attenuation of sunburn
di: Case Western Reserve University University Hospitals Case Medical Ctr **Data di pubblicazione:** Feb 16, 2018
Sito web: NCBI

[s190] - https://pure.eur.nl/files/47751761/fimmu-07-00697.pdf
Autore: Wendy Dankers, Edgar M. Colin, Jan Piet van Hamburg, Erik Lubberts **Titolo:** Vitamin D in Autoimmunity: Molecular Mechanisms and Therapeutic Potential
di: Erasmus MC, University Medical Center **Data di pubblicazione:** 01012017
Sito web: Frontiers in Immunology **Editore:** Frontiers Media SA

[s191] - https://www.ncbi.nlm.nih.gov/pmc/articles/PMC8902492/
Autore: Matheus Ribeiro Bizuti, Édina Starck, Kimberly Kamila da Silva Fagundes, Josiano Guilherme Puhle, Lucas Medeiros Lima, Natan Rodrigues de Oliveira, Guilherme Vinicio de Sousa Silva, Dbora Tavares Resende e Silva **Titolo:** Influence of exercise and vitamin D on the immune system against Covid-19: an integrative review of current literature
di: Federal University of Fronteira Sul **Data di pubblicazione:** 2022-03-08
Sito web: NCBI **Editore:** Springer Science+Business Media, LLC, part of Springer Nature

[s192] - https://epag.springeropen.com/articles/10.1186/s43054-022-00135-w
Autore: Nevin Sanlier, Merve Guney-Coskun **Titolo:** Vitamin D, the immune system, and its relationship with diseases
di: Egyptian Pediatric Association Gazette **Data di pubblicazione:** 17 October 2022
Sito web: SpringerOpen

[s193] - https://medlineplus.gov/lab-tests/vitamin-d-test/
Titolo: Vitamin D Test **di:** National Library of Medicine
Sito web: MedlinePlus

[s194] - https://www.cancer.gov/about-cancer/causes-prevention/risk/diet/vitamin-d-fact-sheet
Titolo: Vitamin D and Cancer **di:** National Cancer Institute
Data di pubblicazione: May 9, 2023 **Sito web:** cancer.gov
Editore: U.S. Department of Health and Human Services

[s195] - https://www.ncbi.nlm.nih.gov/books/NBK441912/
Autore: Krati Chauhan; Mahsa Shahrokhi; Martin R. Huecker **Titolo:** Vitamin D
di: StatPearls Publishing **Data di pubblicazione:** 2024 Jan-
Sito web: NCBI Bookshelf **Editore:** National Library of Medicine, National Institutes of Health

[s196] - https://www.nature.com/articles/s41430-020-0558-y
Autore: Karin Amrein, Mario Scherkl, Magdalena Hoffmann, Stefan Neuwersch-Sommeregger, Markus Kstenberger, Adelina Tmava Berisha, Gennaro Martucci, Stefan Pilz, Oliver Malle **Titolo:** Vitamin D deficiency 2.0: an update on the current status worldwide
Data di pubblicazione: 20 January 2020 **Sito web:** Nature
Editore: European Journal of Clinical Nutrition

[s197] - https://www.yalemedicine.org/news/vitamin-d-myths-debunked
Autore: Colleen Moriarty **Titolo:** Vitamin D Myths D-bunked
di: Yale Medicine **Data di pubblicazione:** March 15, 2018
Sito web: Yale Medicine

[s198] - https://www.nhs.uk/conditions/vitamins-and-minerals/vitamin-d/
Titolo: Vitamin D **di:** NHS
Data di pubblicazione: 03 August 2020 **Sito web:** NHS

[s199] - https://pubmed.ncbi.nlm.nih.gov/34202578/
Autore: Shaun Sabico, Mushira A Enani, Eman Sheshah, Naji J Aljohani, Dara A Aldisi, Naif H Alotaibi, Naemah Alshingetti, Suliman Y Alomar, Abdullah M Alnaami, Osama E Amer, Syed D Hussain, Nasser M Al-Daghri **Titolo:** Effects of a 2-Week 5000 IU versus 1000 IU Vitamin D3 Supplementation on Recovery of Symptoms in Patients with Mild to Moderate Covid-19: A Randomized Clinical Trial
di: King Saud University **Data di pubblicazione:** 2021-06-24
Sito web: pubmed.ncbi.nlm.nih.gov **Editore:** Nutrients

[s200] - https://pubmed.ncbi.nlm.nih.gov/19101755/
Autore: C J Bacon, G D Gamble, A M Horne, M A Scott, I R Reid **Titolo:** High-dose oral vitamin D3 supplementation in the elderly
Data di pubblicazione: 2009-08 **Sito web:** PubMed
Editore: Osteoporosis International

[s201] - https://www.ncbi.nlm.nih.gov/books/NBK532266/
Autore: Omeed Sizar; Swapnil Khare; Amandeep Goyal; Amy Givler **Titolo:** Vitamin D Deficiency
di: StatPearls Publishing **Data di pubblicazione:** 2024 Jan-
Sito web: NCBI Bookshelf **Editore:** StatPearls Publishing

[s202] - https://www.bluecrossnc.com/content/dam/bcbsnc/pdf/providers/policies-guidelines-codes/policies/commercial/laboratory/vitamin_d_testing.pdf
Titolo: Vitamin D Testing AHS G2005 **di:** Blue Cross Blue Shield of North Carolina
Data di pubblicazione: 01012019 **Sito web:** Blue Cross Blue Shield of North Carolina

[s203] - https://ejim.springeropen.com/articles/10.1186/s43162-024-00330-8
Autore: Marwa Ahmed Salah Ahmed, Mohamed Nabil Soliman Atta, Mona Abdel-Latif Aboul-Seoud, Mona Moustafa Tahoun, Sarah Abd El Rahim Rady Abd Allah
Titolo: Assessment of vitamin d status among egyptian covid-19 patients
Data di pubblicazione: 14 June 2024
Sito web: The Egyptian Journal of Internal Medicine
Editore: SpringerOpen

[s204] - https://medlineplus.gov/lab-tests/vitamin-d-test/
Titolo: Vitamin D Test
di: National Library of Medicine
Sito web: MedlinePlus

[s205] - https://www.ncbi.nlm.nih.gov/pmc/articles/PMC7282243/
Autore: Esin Avci, Suleyman Demir, Diler Aslan, Rukiye Nar, Hande Senol
Titolo: Assessment of Abbott Architect 25-OH vitamin D assay in different levels of vitamin D
di: Pamukkale University
Data di pubblicazione: 2020-01-10
Sito web: NCBI
Editore: CEONCEES

[s206] - https://pubmed.ncbi.nlm.nih.gov/27834063/
Autore: Hyun Jeong Kim, Misuk Ji, Junghan Song, Hee Won Moon, Mina Hur, Yeo Min Yun
Titolo: Clinical Utility of Measurement of Vitamin D-Binding Protein and Calculation of Bioavailable Vitamin D in Assessment of Vitamin D Status
di: Korean Association of Health Promotion
Data di pubblicazione: 2017-01
Sito web: PubMed
Editore: Ann Lab Med

[s207] - https://link.springer.com/article/10.1007/s00223-022-00961-5
Autore: N. Alonso, S. Zelzer, G. Eibinger, M. Herrmann
Titolo: Vitamin D Metabolites: Analytical Challenges and Clinical Relevance
di: Springer
Data di pubblicazione: 2022-03-03
Sito web: SpringerLink
Editore: Calcified Tissue International

[s208] - https://www.ncbi.nlm.nih.gov/pmc/articles/PMC2827576/
Autore: Ishir Bhan, Sherri-Ann M Burnett-Bowie, Jun Ye, Marcello Tonelli, Ravi Thadhani
Titolo: Clinical Measures Identify Vitamin D Deficiency in Dialysis
di: Massachusetts General Hospital, University of Alberta
Data di pubblicazione: 2010-03
Sito web: NCBI
Editore: American Society of Nephrology

[s209] - https://medlineplus.gov/lab-tests/vitamin-d-test/
Titolo: Vitamin D Test
di: National Library of Medicine
Sito web: MedlinePlus

[s210] - https://www.ncbi.nlm.nih.gov/books/NBK441912/
Autore: Krati Chauhan; Mahsa Shahrokhi; Martin R. Huecker
Titolo: Vitamin D
di: StatPearls Publishing
Data di pubblicazione: 2024 Jan-
Sito web: NCBI Bookshelf
Editore: National Library of Medicine, National Institutes of Health

[s211] - https://www.nature.com/articles/s41430-020-0558-y
Autore: Karin Amrein, Mario Scherkl, Magdalena Hoffmann, Stefan Neuwersch-Sommeregger, Markus Kstenberger, Adelina Tmava Berisha, Gennaro Martucci, Stefan Pilz, Oliver Malle
Titolo: Vitamin D deficiency 2.0: an update on the current status worldwide
di: Nature Publishing Group
Data di pubblicazione: 20 January 2020
Sito web: Nature
Editore: European Journal of Clinical Nutrition

[s212] - https://med.virginia.edu/ginutrition/wp-content/uploads/sites/199/2021/06/May-2021-Vitamin-D-Replacement.pdf
Autore: Ronak M. Patel, M.D., Lindsay Bazydlo, Ph.D., Sue A. Brown, M.D., Alan C. Dalkin, M.D.
Titolo: Vitamin D Replacement in Adults: Current Strategies in Clinical Management
di: University of Virginia Health System
Data di pubblicazione: May 2021
Sito web: University of Virginia Health System
Editore: Practical Gastroenterology

[s213] - https://secure.arkansasbluecross.com/members/report.aspx?policyNumber=2018006
Titolo: Coverage Policy Manual
di: Arkansas Blue Cross Blue Shield
Data di pubblicazione: February 2018
Sito web: Arkansas Blue Cross Blue Shield

[s214] - https://www2.gov.bc.ca/gov/content/health/practitioner-professional-resources/bc-guidelines/vitamin-d-testing
Titolo: Vitamin D Testing
di: Government of British Columbia
Data di pubblicazione: June 3, 2024
Sito web: Government of British Columbia

[s215] - https://www.bluecrossnc.com/content/dam/bcbsnc/pdf/providers/policies-guidelines-codes/policies/commercial/laboratory/vitamin_d_testing.pdf
Titolo: Vitamin D Testing AHS G2005
di: Blue Cross Blue Shield of North Carolina
Data di pubblicazione: 01012019
Sito web: Blue Cross Blue Shield of North Carolina

[s216] - https://jhpn.biomedcentral.com/articles/10.1186/s41043-017-0096-y
Autore: Sakineh Nouri Saeidlou, Davoud Vahabzadeh, Fariba Babaei, Zakaria Vahabzadeh
Titolo: Seasonal variations of vitamin D and its relation to lipid profile in Iranian children and adults
di: Urmia University of Medical Sciences
Data di pubblicazione: 2017-05-22
Sito web: Journal of Health, Population and Nutrition
Editore: Springer Nature

[s217] - https://pubmed.ncbi.nlm.nih.gov/22865902/
Autore: Adrian D Wood, Karen R Secombes, Frank Thies, Lorna Aucott, Alison J Black, Alexandra Mavroeidi, William G Simpson, William D Fraser, David M Reid, Helen M Macdonald
Titolo: Vitamin D3 supplementation has no effect on conventional cardiovascular risk factors: a parallel-group, double-blind, placebo-controlled RCT
Data di pubblicazione: 2012-08-03
Sito web: PubMed
Editore: J Clin Endocrinol Metab

[s218] - https://pubmed.ncbi.nlm.nih.gov/15231008/
Autore: Christian Meier, Henning W Woitge, Klaus Witte, Bjrn Lemmer, Markus J Seibel
Titolo: Supplementation with oral vitamin D3 and calcium during winter prevents seasonal bone loss: a randomized controlled open-label pro spective trial
di: ANZAC Research Institute
Data di pubblicazione: 2004-05-24
Sito web: PubMed
Editore: J Bone Miner Res

[s219] - https://www.nature.com/articles/s41598-021-98343-8
Autore: Susana Flores-Villalva, Megan B. O'Brien, Cian Reid, Sen Lacey, Stephen V. Gordon, Corwin Nelson, Kieran G. Meade
Titolo: Low serum vitamin D concentrations in Sp ring-born dairy calves are associated with elevated peripheral leukocytes
di: Nature Publishing Group
Data di pubblicazione: 2021-09-23
Sito web: Nature
Editore: Scientific Reports

[s220] - https://pghn.org/DOIx.php?id=10.5223/pghn.2021.24.2.207
Autore: Jong Woo Won, Seong Kwan Jung, In Ah Jun g, Yoon Lee
Titolo: Seasonal Changes in Vitamin D Levels of Healthy Children in Mid-Latitude, Asian Urban Area
di: The Korean Society of Pediatric Gastroen terology, Hepatology and Nutrition
Data di pubblicazione: 2021-03-04
Sito web: Pediatric Gastroenterology, Hepatology Nutrition

[s221] - https://www.nih.gov/news-events/nih-research-matters/low-vitamin-d-levels-associated-colds-flu
Autore: William Duval, Ph.D.
Titolo: Low Vitamin D Levels Associated with Colds and Flu
di: National Institutes of Health
Data di pubblicazione: March 9, 2009
Sito web: NIH Research Matters
Editore: U.S. Department of Health Human Services

[s222] - https://www.ncbi.nlm.nih.gov/books/NBK557876/
Autore: Anum Asif; Nauman Farooq
Titolo: Vitamin D Toxicity
di: StatPearls Publishing
Data di pubblicazione: 2024 Jan
Sito web: NCBI Bookshelf
Editore: StatPearls Publishing

[s223] - https://www.nhs.uk/conditions/vitamins-and-minerals/vitamin-d/
Titolo: Vitamin D
di: NHS
Data di pubblicazione: 03 August 2020
Sito web: NHS

[s224] - https://medlineplus.gov/ency/article/002596.htm
Autore: Jesse Borke, MD, CPE, FAAEM, FACEP
Titolo: Multiple vitamin overdose
di: A.D.A.M., Inc.
Data di pubblicazione: 07012023
Sito web: MedlinePlus
Editore: National Library of Medicine

[s225] - https://article.imrpress.com/journal/IJVNR/94/2/10.1024/0300-9831/a000798/0434350f16f4c5c21f1b3d412be7e2f4.pdf
Autore: Zahra Nekoukar, Aliasghar Manouchehri, Z akaria Zakariaei
Titolo: Accidental vitamin D3 overdose in a young man: A case report and literature of review
Data di pubblicazione: November 17, 2023
Sito web: International Journal for Vitamin and Nutrition Research
Editore: Hogrefe Publishing

[s226] - https://www.ncbi.nlm.nih.gov/books/NBK557876/
Autore: Anum Asif; Nauman Farooq
Titolo: Vitamin D Toxicity
di: StatPearls Publishing
Data di pubblicazione: 2024 Jan
Sito web: NCBI Bookshelf
Editore: StatPearls Publishing

[s227] - https://pubmed.ncbi.nlm.nih.gov/30294301/
Autore: Ewa Marcinowska-Suchowierska, Malgorzata Kupisz-Urbanska, Jacek Lukaszkiewicz, Pawel Pludowski, Glenville Jones
Titolo: Vitamin D Toxicity-A Clinical Perspective
Data di pubblicazione: 2018-09-20
Sito web: Front Endocrinol (Lausanne)

[s228] - https://jmedicalcasereports.biomedcentral.com/articles/10.1186/1752-1947-8-74
Autore: Rinkesh Kumar Bansal, Pankaj Tyagi, Praveen Sharma, Vikas Singla, Veronica Arora, Naresh Bansal, Ashish Kumar, Anil Arora
Titolo: Iatrogenic hypervitaminosis D as an unusual cause of persistent vomiting: a case report
di: BioMed Central Ltd
Data di pubblicazione: 26 February 2014
Sito web: Journal of Medical Case Reports
Editore: BioMed Central

[s229] - https://bmcpediatr.biomedcentral.com/articles/10.1186/s12887-020-02240-4
Autore: Fariba Farnaghi, Hossein Hassanian-Mogha ddam, Nasim Zamani, Narges Gholami, Latif Gachkar, Maryam Hosseini Yazdi
Titolo: Vitamin D toxicity in a pediatric toxicological referral center; a cross-sectional study from Iran
di: Shahid Beheshti University of Medical Sc iences
Data di pubblicazione: 20 July 2020
Sito web: BMC Pediatrics
Editore: Springer Nature

[s230] - https://www.nature.com/articles/s41598-021-87099-w
Autore: Thomas Plant-Bordeneuve, Silvia Berardis, Pierre Bastin, Damien Gruson, Laurence Henri, Sophie Gohy
Titolo: Vitamin D intoxication in patients with cystic fibrosis: report of a single-center cohort
di: Cliniques universitaires Saint-Luc
Data di pubblicazione: 08 April 2021
Sito web: Nature
Editore: Scientific Reports

[s231] - https://www.ncbi.nlm.nih.gov/books/NBK548094/
Titolo: LiverTox: Clinical and Research Information on Drug-Induced Liver Injury
di: National Institute of Diabetes and Digestive and Kidney Diseases
Data di pubblicazione: 2012-05-27
Sito web: NCBI
Editore: National Library of Medicine

[s232] - https://www.nature.com/articles/s41430-020-0558-y
Autore: Karin Amrein, Mario Scherkl, Magdalena H offmann, Stefan Neuwersch-Sommeregger, M arkus Kstenberger, Adelina Tmava Berisha, Gennaro Martucci, Stefan Pilz, Oliver Malle
Titolo: Vitamin D deficiency 2.0: an update on the current status worldwide
di: Nature Publishing Group
Data di pubblicazione: 20 January 2020
Sito web: nature.com
Editore: European Journal of Clinical Nutrition

[s233] - https://pubmed.ncbi.nlm.nih.gov/18290725/
Autore: Reinhold Vieth
Titolo: Vitamin D toxicity, policy, and science
Data di pubblicazione: 2007-12
Sito web: PubMed
Editore: J Bone Miner Res

[s234] - https://www.efsa.europa.eu/sites/default/files/2024-05/ul-summary-report.pdf
Titolo: Overview on Tolerable Upper Intake Levels
di: European Food Safety Authority
Data di pubblicazione: June 2024
Sito web: EFSA

[s235] - https://link.springer.com/article/10.1007/s40520-020-01678-x
Autore: Ren Rizzoli
Titolo: Vitamin D supplementation: upper limit for safety revisited?
Data di pubblicazione: 28 August 2020
Sito web: SpringerLink
Editore: Aging Clinical and Experimental Research

[s236] - https://www.canada.ca/en/health-canada/services/drugs-health-products/drug-products/prescription-drug-list/notices-changes/notice-amendment-vitamin-d.html
Titolo: Notice: Prescription Drug List (PDL): Vitamin D
di: Health Canada
Data di pubblicazione: 2021-02-22
Sito web: Canada.ca
Editore: Government of Canada

[s237] - https://ucfhealth.com/our-services/lifestyle-medicine/how-to-flush-vitamin-d-out-of-system/
Titolo: How to Flush Vitamin D Out of Your System Naturally
di: UCF Health
Sito web: ucfhealth.com

[s238] - https://www.ncbi.nlm.nih.gov/books/NBK557876/
Autore: Anum Asif; Nauman Farooq
Titolo: Vitamin D Toxicity
di: StatPearls Publishing
Data di pubblicazione: 2024 Jan
Sito web: NCBI Bookshelf
Editore: StatPearls Publishing

[s239] - https://medlineplus.gov/ency/article/002596.htm
Autore: Jesse Borke, MD, CPE, FAAEM, FACEP
Titolo: Multiple vitamin overdose
di: A.D.A.M., Inc.
Data di pubblicazione: 07012023
Sito web: MedlinePlus
Editore: National Library of Medicine

[s240] - https://pubmed.ncbi.nlm.nih.gov/30294301/
Autore: Ewa Marcinowska-Suchowierska, Malgorzata Kupisz-Urbanska, Jacek Lukaszkiewicz, Pawel Pludowski, Glenville Jones
Titolo: Vitamin D Toxicity-A Clinical Perspective
Data di pubblicazione: 2018-09-20
Sito web: Front Endocrinol (Lausanne)

[s241] - https://www.nhs.uk/conditions/vitamins-and-minerals/vitamin-d/
Titolo: Vitamin D
di: NHS
Data di pubblicazione: 03 August 2020
Sito web: NHS

[s242] - https://www.ncbi.nlm.nih.gov/books/NBK548094/
Titolo: LiverTox: Clinical and Research Information on Drug-Induced Liver Injury
di: National Institute of Diabetes and Digestive and Kidney Diseases
Data di pubblicazione: 2012-05-27
Sito web: NCBI

[s243] - https://www.kidney.org/sites/default/files/Vitamin-D-Supplementation-Patients-With-CKD.pdf
Autore: Holly Kramer, MD, MPH; Jeffrey S. Berns, MD; Michael J. Choi, MD; Kevin Martin, MD; Michael V. Rocco, MD
Titolo: 25-Hydroxyvitamin D Testing and Supplementation in CKD: An NKF-KDOQI Controversies Report
di: National Kidney Foundation
Data di pubblicazione: July 28, 2014
Sito web: Kidney.org
Editore: Elsevier Inc.

[s244] - https://link.springer.com/article/10.1007/s00223-021-00844-1
Autore: Marilena Christodoulou, Terence J. Aspray, Inez Schoenmakers
Titolo: Vitamin D Supplementation for Patients with Chronic Kidney Disease: A Systematic Review and Meta-analyses of Trials Investigating the Response to Supplementation and an Overview of Guidelines
di: Springer
Data di pubblicazione: 2021-04-25
Sito web: SpringerLink
Editore: Calcified Tissue International

[s245] - https://pubmed.ncbi.nlm.nih.gov/24753153/
Autore: Lieke S Kamphuis, Femke Bonte-Mineur, Jan A van Laar, P Martin van Hagen, Paul L van Daele
Titolo: Calcium and vitamin D in sarcoidosis: is supplementation safe?
di: Erasmus MC, University Medical Centre
Data di pubblicazione: 2014-11
Sito web: PubMed
Editore: American Society for Bone and Mineral Research

[s246] - https://ern-lung.eu/wp-content/uploads/2020/12/1a.-Guideline-sarcoidosis-diagnosis-ATS-2020.pdf
Autore: Elliott D. Crouser, Lisa A. Maier, Kevin C. Wilson, Catherine A. Bonham, Adam S. Morgenthau, Karen C. Patterson, Eric Abston, Richard C. Bernstein, Ron Blankstein, Edward S. Chen, Daniel A. Culver, Wonder Drake, Marjolein Drent, Alicia K. Gerke, Michael Ghobrial, Praveen Govender, Nabeel Hamzeh, W. Ennis James, Marc A. Judson, Liz Kellermeyer, Shandra Knight, Laura L. Koth, Venerino Poletti, Subha V. Raman, Melissa H. Tukey, Gloria E. Westney, Robert P. Baughman
Titolo: Diagnosis and Detection of Sarcoidosis: An Official American Thoracic Society Clinical Practice Guideline
di: American Thoracic Society
Data di pubblicazione: February 2020
Sito web: American Thoracic Society
Editore: American Thoracic Society

[s247] - https://www.ncbi.nlm.nih.gov/books/NBK559248/

Autore:	Hacen Vall; Preeti Patel; Mayur Parmar	**Titolo:**	Teriparatide
di:	StatPearls Publishing	**Data di pubblicazione:**	2024 Jan
Sito web:	NCBI Bookshelf	**Editore:**	National Library of Medicine, National Institutes of Health

[s248] - https://www.hey.nhs.uk/wp/wp-content/uploads/2016/03/vitaminD.pdf

Autore:	Dr Mo Aye, Consultant Endocrinologist; Dr Marie Miller, Interface Pharmacist	**Titolo:**	Prescribing Guideline: Vitamin D: testing and replacement
di:	Hull and East Riding Prescribing Committee	**Data di pubblicazione:**	Approved: HERPC Sept 2014 Updated: Aug 2018 Review: Aug 2021
Sito web:	NHS		

[s249] - https://pubmed.ncbi.nlm.nih.gov/34847425/

Autore:	Carla LoPinto-Khoury, Laura Brennan, Scott Mintzer	**Titolo:**	Impact of carbamazepine on vitamin D levels: A meta-analysis
di:	Temple University, Thomas Jefferson University	**Data di pubblicazione:**	2021-11-26
Sito web:	PubMed	**Editore:**	Elsevier B.V.

[s250] - https://www.e-acnm.org/journal/view.html?doi=10.15747/ACNM.2022.14.1.20

Autore:	Jung Won Jung, So Young Park, Hyunah Kim	**Titolo:**	Drug-Induced Vitamin Deficiency
di:	Sookmyung Women's University	**Data di pubblicazione:**	June 1, 2022
Sito web:	Annals of Clinical Nutrition and Metabolism	**Editore:**	The Korean Society of Surgical Metabolism and Nutrition and The Korean Society for Parenteral and Enteral Nutrition

[s251] - https://www.nature.com/articles/sc2016131

Autore:	J Lamarche, G Mailhot	**Titolo:**	Vitamin D and spinal cord injury: should we care?
di:	Nature Publishing Group	**Data di pubblicazione:**	20 September 2016
Sito web:	nature.com	**Editore:**	Nature Publishing Group

Fonti delle immagini

Informazioni su tutte le immagini seguenti

Nessuna delle immagini è stata modificata, è stata adattata solo la risoluzione.
Tutte le immagini mantengono la licenza originale.
Nonostante un'attenta revisione, non è possibile garantire l'accuratezza e l'attribuzione delle immagini.
Tutte le immagini utilizzate sono state impiegate in conformità con i rispettivi termini di licenza.
Nella versione eBook, le immagini sono state raccolte in collage numerati.
Tutte le immagini sono state recuperate e verificate 2024-12-20.

Licenze utilizzate

CC0	http://creativecommons.org/publicdomain/zero/1.0/deed.en
CC BY 4.0	https://creativecommons.org/licenses/by/4.0
CC BY 2.0	https://creativecommons.org/licenses/by/2.0

Crediti immagini

[i1] - 001_001_001_image_7dehydrocholesterin.jpeg
https://upload.wikimedia.org/wikipedia/commons/a/a0/7-Dehydrocholesterol_molecule_spacefill.png
Date: 2011-08-04 **di:** Jynto
License: CC0 (http:creativecommons.orgpublicdomainzero1.0deed.en)

[i2] - 001_002_003_image_vitamin_d.jpeg
https://upload.wikimedia.org/wikipedia/commons/b/b4/Cholecalciferol-vitamin-D3-from-xtal-3D-sticks.png
Date: 2009-03-23 **di:** Benjah-bmm27
Artista: Ben Mills **License:** Public domain

[i3] - 001_003_002_image_lachs.jpeg
https://upload.wikimedia.org/wikipedia/commons/1/1e/Pink_salmon_FWS.jpg
Date: 2001 **di:** Citron
Artista: Timothy Knepp **License:** Public domain

[i4] - 001_003_002_image_muesli.jpeg
https://upload.wikimedia.org/wikipedia/commons/2/28/Chocolate-muesli.jpg
Date: 2016-05-22 **di:** MartinThoma
License: CC0 (http:creativecommons.orgpublicdomainzero1.0deed.en)

[i5] - 001_003_002_image_pflanzendrink.jpeg
https://upload.wikimedia.org/wikipedia/commons/1/13/Barley_milk.jpg
Date: 2023-04-09 **di:** Mx. Granger
License: CC0 (http:creativecommons.orgpublicdomainzero1.0deed.en)

[i6] - 001_003_003_image_cerealien.jpeg
https://upload.wikimedia.org/wikipedia/commons/5/56/Cereal-Fruity-Pebbles.jpg
Date: 2014-11-19 **di:** Evan-Amos
License: Public domain

[i7] - 001_003_004_image_kapseln.jpeg
https://upload.wikimedia.org/wikipedia/commons/7/75/Arranging_capsules.jpg
Date: 2023-11-15 **di:** M Joko Apriyo Putro
License: CC BY 4.0 (https:creativecommons.orglicensesby4.0)

[i8] - 001_003_005_image_vitamin_dbindendes_protein.jpeg
https://upload.wikimedia.org/wikipedia/commons/f/f5/PDB_1kxp_EBI.jpg
Date: 2009-03-11 **di:** DonabelSDSU.bot
Artista: European Bioinformatics Institute **License:** Public domain

[i9] - 002_001_001_image_supplementierung.jpeg
https://upload.wikimedia.org/wikipedia/commons/5/52/Quercetin_Supplement_Capsules_-_53398952524.jpg
Date: 2023-12-15 **di:** Longevityfaq
Artista: ben_hoffman2003 **License:** CC BY 2.0 (https:creativecommons.orglicensesby2.0)

[i10] - 003_001_001_image_calcium.jpeg
https://upload.wikimedia.org/wikipedia/commons/d/db/Naturalis_Biodiversity_Center_-_Gypsum_-_mineral.jpg
Date: 2014-08-06 **di:** Hansmuller
Artista: Naturalis Biodiversity Center **License:** CC0 (http:creativecommons.orgpublicdomainzero1.0deed.en)

[i11] - 003_001_001_image_rankl.jpeg
https://upload.wikimedia.org/wikipedia/commons/3/34/PDB_1s55_EBI.jpg

Date:	2009-02-20	**di:**	DonabelSDSU.bot
Artista:	European Bioinformatics Institute	**License:**	Public domain

[i12] - 004_002_002_image_kreatinin.jpeg
https://upload.wikimedia.org/wikipedia/commons/3/33/Creatinine-amino-tautomer-3D-vdW.png

Date:	2021-09-02	**di:**	Hoahocphantu
License:	Public domain		

[i13] - 004_003_003_image_urolithiasis.jpeg
https://upload.wikimedia.org/wikipedia/commons/1/1b/Kidney_stone_4mm_05.jpg

Date:	sconosciuto	**di:**	Eduardschnack
Artista:	Jacek Proszyk	**License:**	CC0 (http:creativecommons.orgpublicdomainzero1.0deed.en)

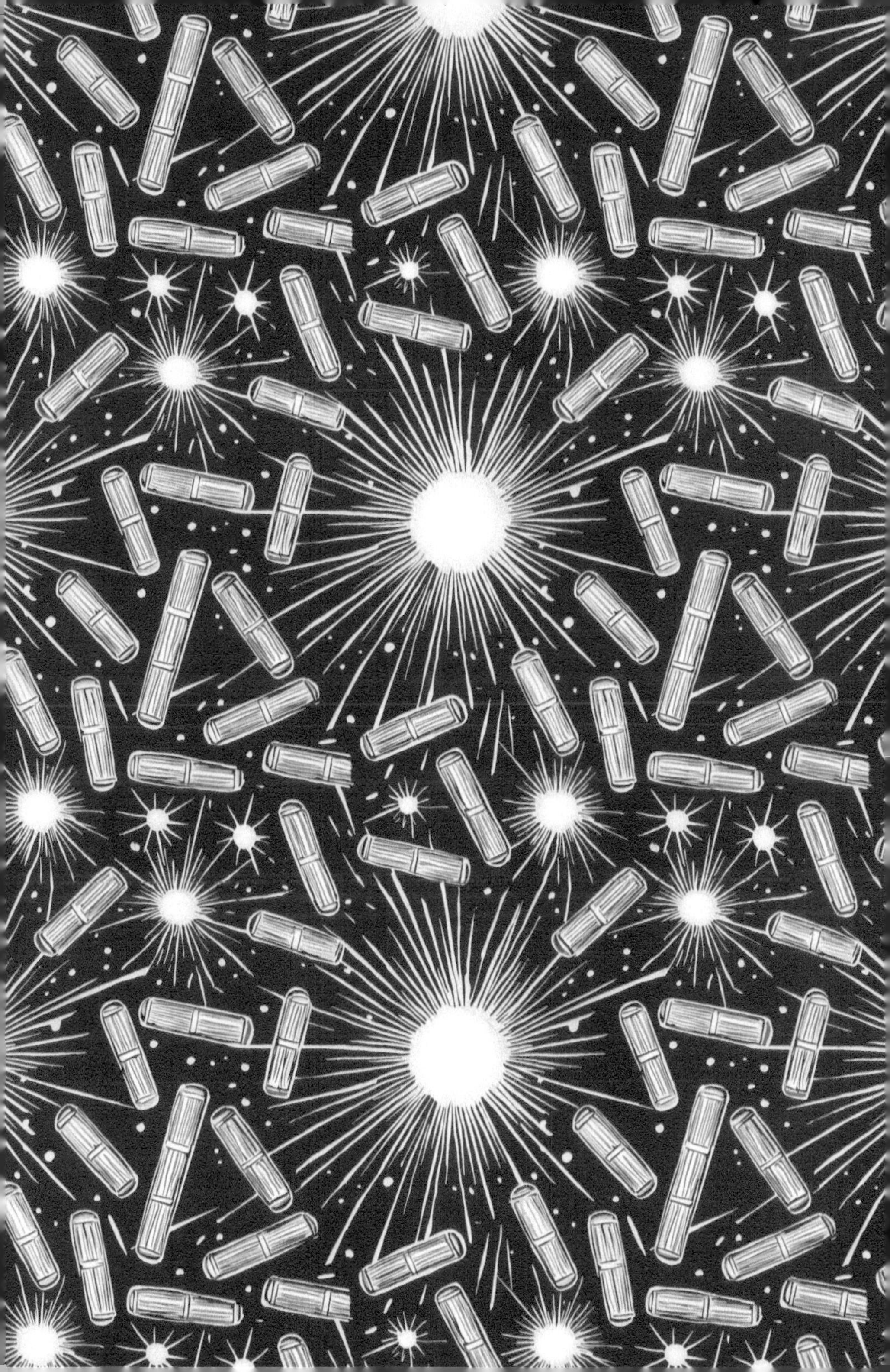

www.ingramcontent.com/pod-product-compliance
Lightning Source LLC
LaVergne TN
LVHW091320150826
845673LV00006B/1713

* 9 7 8 3 3 8 4 4 5 2 0 0 9 *